L'ART

DE

CONSERVER LA VUE

TRAITÉ D'HYGIÈNE OCULAIRE

Utile à tous

PAR LE DOCTEUR

ARTHUR CHEVALIER

OPTICIEN

Officier d'Académie, etc., etc.

AVEC 95 FIGURES INTERCALÉES

CINQUIÈME ÉDITION

> Il ne faut s'en rapporter, dans les maladies
> des yeux, qu'aux gens de l'art les plus expéri-
> mentés, et non à cette foule de médicastres
> qui savent tout, hors qu'ils sont ignorants.
> > RÉVEILLÉ PARISE.
> > (*Hygiène oculaire.*)

PARIS

ADRIEN DELAHAYE, LIBRAIRE-ÉDITEUR

PLACE DE L'ÉCOLE-DE-MÉDECINE

Juillet 1874

Prix 1 franc. — et 1 fr. 50 par la poste.

L'ART

DE

CONSERVER LA VUE

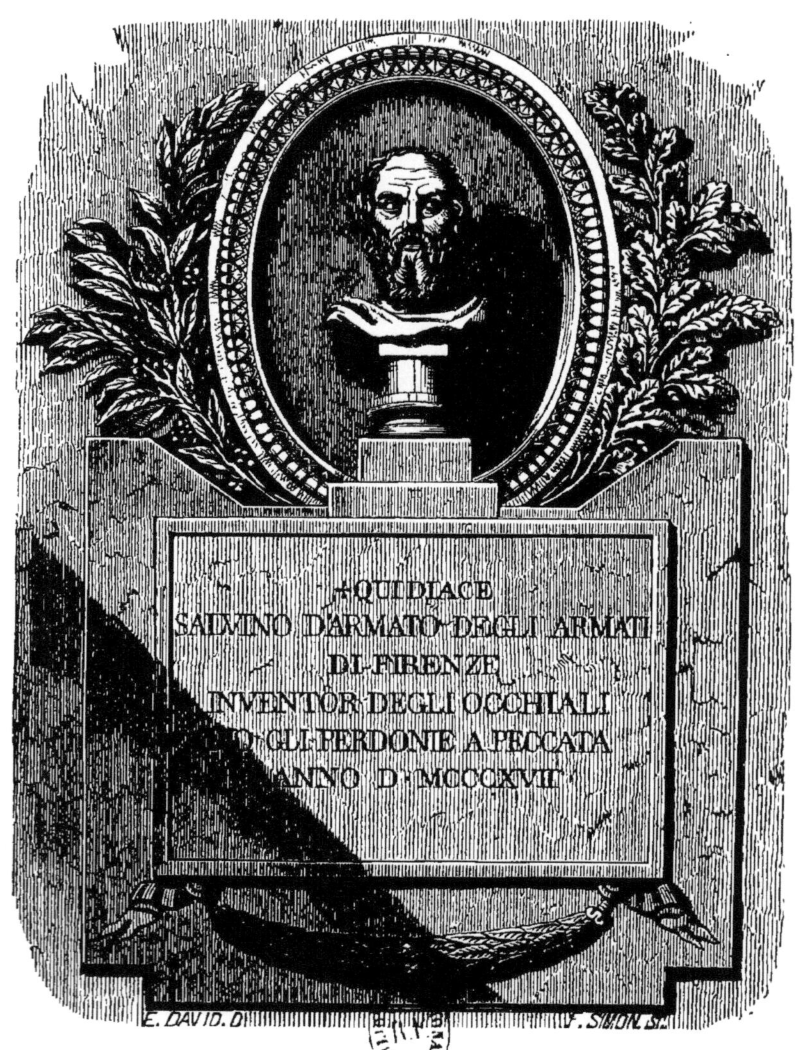

TOMBEAU DE SALVINO ARMATO, A FLORENCE

INVENTEUR DES LUNETTES

1300

Paris. — Imp. GAUTHIER-VILLARS, quai des Grands-Augustins, 55. — 1733-73.

L'ART

DE

CONSERVER LA VUE

Traité d'hygiène oculaire

UTILE A TOUS

PAR

LE DR ARTHUR CHEVALIER

(De l'Université de Rostock)

Opticien

Officier d'Académie, Officier de l'Ordre des SS. Maurice et Lazare
Chevalier de l'Ordre royal de la Couronne d'Italie
Membre de la Société royale des Sciences médicales et naturelles de Bruxelles, etc.

Avec 95 figures intercalées

CINQUIÈME ÉDITION

> Il ne faut s'en rapporter, dans les maladies des yeux, qu'aux gens de l'art les plus expérimentés, et non à cette foule de médicastres qui savent tout, hors qu'ils sont ignorants.
>
> RÉVEILLÉ PARISE.
>
> *(Hygiène oculaire.)*

PARIS

ADRIEN DELAHAYE

LIBRAIRE-ÉDITEUR

Place de l'École-de-Médecine,

ET CHEZ L'AUTEUR, PALAIS-ROYAL, 158, GALERIE DE VALOIS

—

Juillet 1874

OUVRAGES DU MÊME AUTEUR :

1860. **Étude sur la vie** et les travaux scientifiques de Charles Chevalier, 1 vol. grand in-8; avec portrait (cet ouvrage n'a pas été mis en vente).

1860. **Hygiène de la vue**, in-32 avec figures (*épuisé*).

1861. **Hygiène de la vue**, 2e édition, in-18 jésus avec 75 figures noires et coloriées (*épuisé*).

1862. **Méthode des portraits** grandeur naturelle, brochure in-8 avec planches (*épuisé*).

1863. **L'Art de l'opticien** par rapport aux lunettes, brochure in-8 avec figures (*épuisé*).

1864. **Hygiène de la vue**, avec figures, in-32, 3e édition (*épuisé*).

1864. **L'Étudiant micrographe**, traité complet du microscope, in-32 avec atlas (*épuisé*).

1864. **L'Étudiant micrographe**, 1 vol. in-8 de 600 pages, 400 figures, 2e édition.

1865. **Le Trichinoscope**, brochure in-8 sur les trichines, avec figures (*épuisé*).

1866. **L'Étudiant photographe**, traité pratique de photographie, in-18 jésus avec figures.

1868. **L'Étudiant oculiste**, traité pratique du choix des lunettes et de l'examen de l'œil. 1 vol. in-18 jésus avec figures.

1869. **L'Art de conserver la vue**, 1 vol. in-18 jésus de 200 pages avec 100 figures, 3e édition (*épuisé*).

1872. **Notice historique et curieuse sur la plus ancienne maison Chevalier, opticien**, in-32.

AVERTISSEMENT

C'est au public que nous sommes redevable du succès de ce livre. — Nous ne saurions trop lui exprimer notre reconnaissance pour l'indulgence qu'il nous porte, et, dans cette quatrième édition, nous nous efforcerons de rendre notre œuvre plus utile, et de perfectionner notre travail sur l'art de conserver la vue.

Depuis les temps les plus reculés, l'oculistique a trouvé des représentants, car les anciens n'étaient pas plus exempts que nous des maladies de l'organe visuel, le plus précieux que nous possédions, celui dont les jouissances sont infinies.

Les Égyptiens s'étaient acquis une grande réputation comme oculistes, à ce point que leur savoir fut souvent cause de déclarations de guerre, car Cyrus ayant envoyé un ambassadeur à Amazis, roi d'Égypte, afin d'obtenir de lui un oculiste pour ses soldats, le refus d'Amazis entraîna la défaite des Egyptiens. C'est ainsi qu'Hérodote a raconté ce fait. Les Grecs s'occupèrent ensuite de cette spécialité, et Archagatus fut le premier médecin grec qui s'établit à Rome sous le consulat de Marius Livius. Il y eut ensuite Hérophile, Démosthènes et Evelpides qui fut le plus célèbre.

Ils employaient des médicaments dont certains sont encore en usage de nos jours, l'acacia, l'acore, l'aconit, l'aloès, l'anémone, le cèdre, les figues, la myrrhe, l'encens, l'œuf, le vin. Puis encore le miel, l'éponge et surtout l'urine contre l'ulcère de la cornée, ainsi que la fiente de crocodile. On trouve aussi dans leurs ouvrages l'emploi de l'esprit de sel, du nitre, de l'alun, puis du fameux lycium de Jason, qui guérissait tout.

Les médicaments se vendaient fort cher, et étaient généralement sous forme de pâte sur laquelle l'oculiste appliquait son cachet. On a découvert de ces pierres sigillées ; sur l'une d'un oculiste des armées on lit : PUBLIUS SEXTUS, oculiste de la sixième légion.

D'autres pierres portent des inscriptions sur les quatre faces. M. Tochon d'Annecy, qui a fait collection de ces pierres, a publié une dissertation sur les cachets des médecins-oculistes, Paris, 1815, in-4°.

Mais laissons les temps anciens et même les Arabes qui ont peu fait en cette matière, et arrivons au grand Ambroise Paré, qui fit faire un pas à l'oculistique. Mais ce ne fut vraiment qu'au XVIIIe siècle que cette branche de la science finit par sortir de l'empirisme.

Les travaux de maître Jean (1703), de Saint-Yves (1722), d'Anel (1717), de J.-L. Petit (1732), de David (1746), jetèrent une vive clarté sur la science de l'oculistique. Puis vinrent Barth, et surtout l'illustre Italien, le célèbre Scapa, qui publia un des livres les plus remarquables sur l'oculistique.

Enfin en 1804 Saunders en Angleterre créa un hôpital ophthalmologique. Puis vinrent les travaux de l'École allemande et les belles études de Helmoltz, de Cramer et de Brücke ; puis aussi les savantes

expériences du savant professeur Donders d'U-
trecht.

Nos compatriotes ne sont jamais restés en arrière
dans cette grande lutte de l'esprit et du talent, et
certes les travaux de Velpeau, de Sanson, de
Desmarres, ont fait grandement progresser la
science.

L'invention de l'ophthalmoscope a surtout fait
faire les plus grands travaux.

Les expériences de Cramer et d'Helmotz, indiquées
et figurées par Descartes, par Hartsoeker, par Ramsdem et Edward Home, ont aussi éclairci certains
points relatifs à l'accommodation et à la réfraction.

Chacun a sa part, et la France, l'Allemagne, l'Angleterre, l'Italie sont les nations qui sont aujourd'hui
les plus savantes en oculistique.

C'est pour nous un devoir que d'apprendre à chacun
tous ces grands noms et de nommer ceux qui s'occupent d'une science si utile et si ardue.

Parmi nos savants médecins et chirurgiens qui
chaque jour s'occupent de ces travaux, nous citerons :
MM. Desmarres, Fano, Giraud-Teulon, Javal, Cusco,
Magne, Benjamin Anger, Pean, Laugier, Gosselin,
Denonvilliers, Desormeaux, Trelat, Dolbeau, Jarjavay,
Guérin, A. Després, Labbé, Sée, Barther-Bergeron,
Grisolle, Guénéau de Mussy, Fauvel, Ricord, Béhier,
Marjollin, Tarnier, Depaul, Pidoux, Mesnet, Meunier,
Lorain, Millard, Laboulbène, Broca, Delpech, Las-
sègue, Potain, Cazalis, Chauffard, Demarquay, Sire-
dey, Woillez, Gubier, Frémy, Moutard-Martin, Ri-
chard, Hérard, Oulmont, Duplay, Boucher de la Ville-
Jossy, Xavier Richard, Gallard, Verneuil, Bazin,
Hillairet, Le Fort, Panas, Simonet, Luys, Bouchut,
Archambault.

Parmi les oculistes étrangers résidant à Paris et dont les travaux sont bien connus, citons : MM. Galezowski, Liebrich, Meyer, Wecker.

Maintenant que nous avons donné une juste part aux sciences médicales, passons à une science qui a aussi sa part de gloire dans les travaux relatifs à l'oculistique.

Il me suffira de citer les Cauchoix, les Charles Chevalier, les Vincent Chevalier, les Lerebours, les Rossin, les Ramsdem, les Euler, les Adams, les Martin, les Ross, les Dollond, etc., pour dire que l'optique peut revendiquer une large part dans les travaux relatifs à la vision.

Malheureusement aujourd'hui comme toujours le charlatanisme entraine tout, et s'il est assez facile de trouver un médecin instruit, il n'en est pas de même à l'égard de l'opticien. Tout est mis en usage pour tromper le public, et de misérables charlatans perdent à chaque instant la vue de leurs semblables tout en faisant fortune.

Ce qui est regrettable, c'est que des médecins de talent adressent leurs malades à certains de ces charlatans. Cela s'est vu, se voit et se verra.

Nous avons proposé au Sénat une réglementation. La question a été discutée, puis oubliée. Comme il n'y a pas de contrôle établi par la loi, c'est au public à discerner, à juger, et à apprendre à trouver les bons opticiens, chose rare et très-rare, et à ne pas confier sa vue au premier marchand de lunettes qu'il peut rencontrer sur son chemin. De cette façon, la science et l'humanité y gagneront.

Cependant tout ce qui touche à la santé publique devrait être réglementé, et sans vouloir revenir aux maîtrises, elles avaient à l'égard des lunettes une

utilité réelle, car il fallait avoir fait ses preuves, être
reçu maître pour en délivrer.

Lorsque je soumis au Sénat une question de réglementation, j'étais loin d'entraver la liberté, j'avais
laissé à chacun le droit de délivrer des lunettes, mais
il était permis à ceux qui le désiraient d'obtenir un
certificat de capacité. C'était assurément rendre
service à l'humanité. — La question fut discutée,
puis elle passa à l'ordre du jour. Espérons que
l'on reviendra sur cette décision, dans l'intérêt
général.

A propos des maîtrises des lunettiers, on sera peut-
être curieux de savoir que cette corporation avait été
instituée par Henri III, en 1581, et qu'elle se composait des miroitiers, lunettiers, bimbelotiers. L'apprentissage était de cinq années, après lesquelles l'apprenti pouvait obtenir sa maîtrise. Ainsi, il fallait
beaucoup de temps, et le maître ne délivrait certificat
qu'à bon escient.

C'est ce qui arriva pour mon bisaïeul, car en
1765, ayant terminé son apprentissage, il obtint
maîtrise, et se fixa au Quai de l'Horloge du
Palais.

Comme je possède seul une maîtrise de miroitier,
lunettier, bimbelotier, j'en transcrirai le contenu, ce
qui pourra intéresser le lecteur :

« A tous ceux que ces présentes lettres verront,
Alexandre de Ségur, Chevalier, Seigneur de Franc,
Beigle, Saint-Eujan, Laffitte, Latour, Poulliac, Cal-
lon, Taste, Queyrac, et autres lieux, conseiller du
roi en ses conseils, prévôt de la ville, prevôté et vicomté de Paris, conservateur des priviléges royaux
de l'université de la même ville, salut, sçavoir faisons qu'aujourd'hui : *Louis-Vincent Chevalier a été*

*reçu maître et marchand miroitier, lunettier, bimbelo-
tier à Paris,* comme apprenti et y ayant établi sa demeure, en présence et du consentement des jurés et
gardes de la dite communauté, pour la dite maîtrise
dorénavant jouir et user paisiblement, tout ainsi que
les autres maîtres d'icelle, après qu'il a fait le ser-
ment de bien et fidèlement exercer ledit métier,
souffrir la visitation des gardes en la manière accoutumée. Ce fut fait et donné par messire Claude-Ber-
nard-François Moreau, chevalier, conseiller du roi et
procureur de Sa Majesté, au Châtelet, siége présidial,
ville, prévôté et vicomté de Paris, premier juge et
conservateur des corps des marchands, arts, métiers,
maîtrises et jurandes de la dite ville, faubourgs et
banlieue de Paris, etc. *Ce septième jour de may mil
sept cent soixante-cinq.* »

Il fallait donc avoir fait ses preuves, et, pour ce qui
regardait la santé publique, c'était un contrôle qui
n'existe plus. — Mais la science tend chaque jour à
se populariser, et un jour viendra, nous l'espérons,
où elle abattra pour jamais le charlatanisme.

Je terminerai cette introduction en publiant le
rapport relatif à ma demande de réglementation
relative aux lunettes.

Dans la séance du 8 mars 1864, M. Suin fit sur ma
pétition le rapport suivant :

Le sieur Chevalier (Arthur), opticien, demeurant à
Paris, adresse au Sénat une proposition qui, selon lui, in-
téresse au plus haut degré la santé publique et l'humanité;
il demande qu'il soit établi un moyen de contrôle pour la
vente des lunettes ou besicles. Il prétend qu'un grand nombre
de personnes ne perdent la vue que par des lunettes mal choisies ou mal faites, et qu'on serait effrayé du chiffre d'ouvriers qui deviennent aveugles par l'emploi de mauvaises
lunettes, dont le débit se fait aujourd'hui avec charlata-

nisme. S'appuyant sur l'écrit d'un savant oculiste, le docteur Magne, il compare le commerce des lunettes à la pharmacie, car « les lunettes constituent un véritable remède; il faut voir dans l'acheteur le patient, et dans le vendeur le médecin et le pharmacien. La vente des poisons est prohibée: mais n'est-il pas jusqu'à un certain point empoisonné celui qui reçoit de l'opticien un instrument auquel il devra, dans un temps plus ou moins éloigné, la perte de ses yeux? Nul ne devrait délivrer des lunettes sans avoir subi un examen. »

Toutefois, en faisant cette citation, le pétitionnaire n'insiste pas sur l'examen obligatoire, de peur de paraître gêner la liberté commerciale; mais ceux qui auraient fait les études nécessaires et auraient été reçus à la suite d'un examen, auraient seuls le droit de prendre publiquement le titre d'opticien diplômé, et le public saurait alors à qui s'adresser; il va même jusqu'à tracer en huit articles l'examen à subir. Les opticiens diplômés seraient d'ailleurs tenus d'être fabricants ou de ne se fournir que dans de bonnes fabriques. Des examinateurs contrôleraient les opticiens diplômés, à l'instar des pharmaciens inspectés par le jury médical.

Sans contester le prix d'un organe aussi nécessaire que la vue, il faut convenir que l'importance attachée par le pétitionnaire à l'objet de sa demande est poussée jusqu'à une exagération qui ferait descendre le Gouvernement dans une réglementation bientôt étendue à une infinité d'autres commerces et professions dans lesquels l'hygiène publique est plus ou moins intéressée. Depuis longtemps on se plaint partout d'une trop grande réglementation, et de l'immixtion du Gouvernement là où la liberté la plus large devrait exister, et quand la concurrence suffirait pour rassurer le consommateur sur un service consciencieux. La préférence finira toujours par être accordée à celui qui la mérite par ses talents et la bonne foi qu'il apporte dans son commerce. Ne faut-il pas laisser à celui qui a besoin d'une chose la responsabilité de son choix?

Déjà même pour la pharmacie, avec laquelle le pétitionnaire essaye d'établir une comparaison, on demande une liberté d'exercice pareille à celle qui existe en Angleterre, où il n'y a d'autre recommandation pour les pharmaciens vis-à-vis du public que de pouvoir se dire membre de la Société pharmaceutique. Cette Société a son règlement, elle est administrée par une commission qu'elle choisit elle-même, mais elle est entièrement indépendante de l'action et de la surveillance gouvernementales.

Lorsque de toute part on réclame une décentralisation qui laisse aux citoyens plus d'initiative, le moment serait mal choisi pour appeler l'intervention de l'État dans l'exercice d'un commerce où le public, en consultant les hommes de l'art, peut veiller lui-même à ses intérêts. Cette intervention ne peut descendre dans de pareils détails ; on la demanderait bientôt pour les dentistes, les *pédicures*, les parfumeurs, etc.

Au nom de la première commission des pétitions. j'ai l'honneur de proposer au Sénat de passer à l'ordre du jour sur la pétition du sieur Chevalier.

M. Dumas. Je veux seulement faire remarquer au Sénat, tout en appuyant l'ordre du jour qui vient d'être demandé par la commission et par M. le rapporteur, qu'en Angleterre on n'est pas aussi satisfait que M. le rapporteur le croit de l'organisation libre de la pharmacie, et qu'au contraire, dans le moment présent, un effort très-considérable est fait par toutes les personnes qui s'occupent, dans ce pays, de l'art de guérir, pour que l'on organise la pharmacie en Angleterre de la façon dont elle l'est en France.

On le voit, il n'y avait pas à insister, du moment où la science des Dollond, des Ramsden, des Euler, des Descartes, des Gambey (1), des Lerebours, des Cauchoix, des Charles Chevalier, était mise en ligne avec le métier de pédicure, etc.; il fallait renoncer. — C'est au public à apprécier, et son jugement prononcera.

(1) Membre de l'Institut.

L'ART

DE

CONSERVER LA VUE

!

L'ŒIL. — LA VISION.

Pour savoir conserver sa vue, il faut d'abord comprendre la structure de l'œil dans ses moindres détails, pour se rendre compte de la vision et comment elle s'opère, on juge ensuite des modifications qui peuvent survenir, et l'on peut avec connaissance de cause diriger une hygiène qui se rattache à l'organe le plus précieux que nous possédions. Nous commencerons donc par l'anatomie de l'œil.

L'œil est maintenu dans une cavité osseuse nommée *orbite*, à l'aide de muscles. Ces muscles sont au nombre de six, (fig. 1) : 1° le muscle droit interne ; 2° le muscle droit externe ; 3° le muscle droit supérieur; 4° le muscle droit inférieur; 5° le grand oblique ; 6° le petit oblique.

Le muscle droit interne est destiné à faire mouvoir l'œil du côté du nez. Il est le plus court des muscles de l'œil Le muscle droit externe attire l'œil en dehors du côté de la tempe. Le muscle droit supérieur est destiné à porter l'œil en haut. Le muscle droit inférieur attire

1

l'œil en bas. Le grand oblique, le plus grand des muscles
de l'œil, monte obliquement en longeant la paroi interne
de l'orbite, pénètre dans une petite anse située à cette
cavité, et descend ensuite s'insérer à la partie supérieure
et interne de la sclérotique. Le petit oblique s'attache à
la sclérotique, entre les muscles droit externe et droit
inférieur.

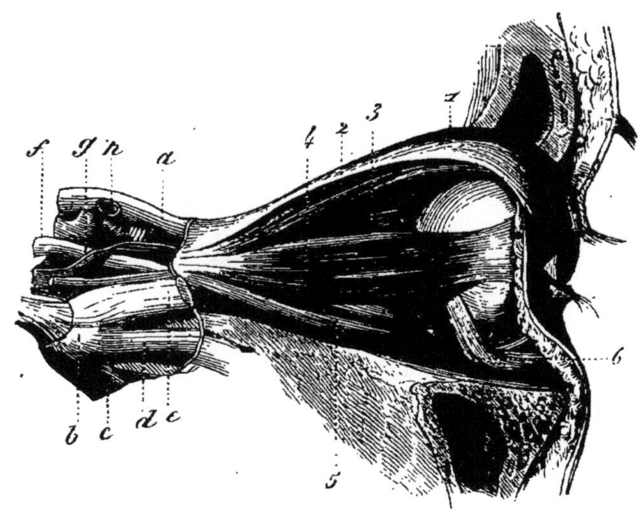

Fig. 1

1 Muscle élévateur de la paupière supérieure. — 2 Droit supé.
rieurs. — 3 Droit interne. — 4 Droit externe. — 5 Droit inférieur
— 6 Petit oblique. — a, Nerf optique. — b, Ganglion de Gasser
— c, Nerf maxillaire inférieur. — d, Nerf maxillaire supérieur. —
e, Branche ophthalmique de Willis. — f, Nerf moteur oculaire
commun. — g, Nerf pathétique. — h, Artère carotide.

Tels sont les muscles chargés de conduire l'œil dans
toutes les directions. Cinq de ces muscles naissent d'un
anneau fibreux situé au fond de l'orbite; le petit oblique
prend naissance sur l'orbite, en dehors de la gouttière
lacrymale; les mouvements de l'œil sont très-doux, car
toute la coque oculaire est entourée d'un véritable cous-
sin graisseux.

Ces muscles reçoivent les rameaux nerveux des troisième, quatrième et sixième paires. — La quatrième paire, ou pathétique, se rend au muscle grand oblique, la sixième paire au droit externe; les cinq autres muscles sont animés par la troisième paire, ou nerf moteur oculaire commun. Le muscle élévateur de la paupière est compris dans ces cinq muscles.

Dans le strabisme divergent, le nerf oculo-moteur est paralysé, et par ce fait, cinq muscles deviennent inertes; le droit externe agit seul et tire l'œil du côté de la tempe. La paralysie de la sixième paire donne le strabisme convergent. On voit, d'après ces exemples, combien il est utile d'étudier ces muscles.

Quant aux vaisseaux, disons que le plus grand tronc artériel vient de la carotide interne et constitue *l'artère ophthalmique*, qui vient ensuite former l'artère frontale, et la dorsale du nez. Il y a ensuite l'artère centrale de la rétine, l'artère lacrymale, les artères ciliaires, l'artère susorbitaire, les artères palpébrales, etc. La veine la plus importante est la veine ophthalmique, puis ses divisions qui se rendent au front, au sac lacrymal et aux autres parties de l'œil.

Avant d'aborder la description de l'œil, maintenant que nous connaissons les muscles qui servent à le diriger, parlons des paupières, ces voiles destinés à protéger l'appareil de la vision. Comme chacun le sait, elles sont bordées par les cils qui, ainsi que les sourcils, empêchent la poussière et les corps étrangers de s'introduire dans l'œil.

L'arête postérieure des paupières est bordée d'une rangée de petits trous, qui ne sont autre chose que les orifices des *glandes de Meïbomius* 1,1 fig. 2), qui secrètent une humeur sébacée chargée de retenir les larmes et de tenir le bord des paupières dans un état moelleux.

Une des parties accessoires les plus intéressantes est

l'appareil lacrymal, qui sert à produire les larmes et à lubrifier le globe de l'œil.

Il se compose de la glande lacrymale, de la caroncule lacrymale, des points lacrymaux, des conduits lacrymaux et du sac lacrymal. — *La glande lacrymale* (6 et 5 fig. 2) est située à la partie extérieure et supérieure de l'œil ; elle a la forme d'un œuf et la grosseur d'une amande. En soulevant la paupière supérieure, on peut apercevoir une partie de cette glande ; c'est elle qui sécrète les larmes, elle est donc située au dessus du petit angle de l'œil.

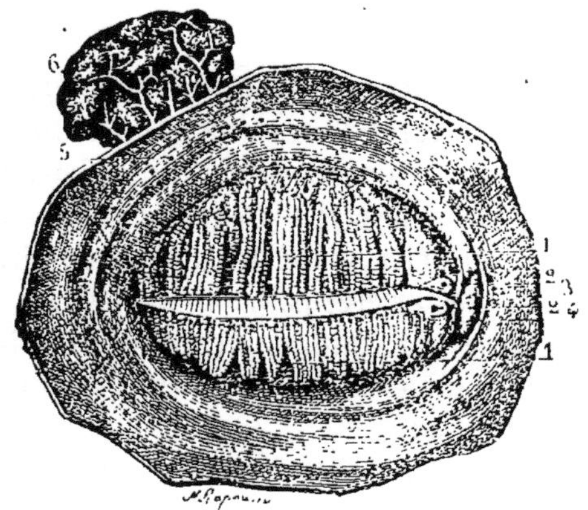

Fig. 2.

A l'angle de l'œil, du côté du nez (grand angle), ou voit la *caroncule lacrymale* (3 et 4 fig. 2). Près de la caroncule sur les bords des paupières, on voit deux orifices ou points lacrymaux qui sont l'ouverture des *conduits lacrymaux* (2 fig. 2); ces derniers viennent s'ouvrir dans le *sac lacrymal*, qui les mène à une ouverture dans le canal nasal, ou conduit percé dans le nez (fig. 3). — Lorsque les larmes coulent en abondance, les points et conduits lacrymaux ne peuvent les absorber toutes; comme on le sait, la plus grande partie est rejetée en dehors. Cependant il s'en écoule par le nez, tout le monde l'a observé.

La face interne des paupières est doublée par une membrane mince qui se nomme *conjonctive*, et qui se

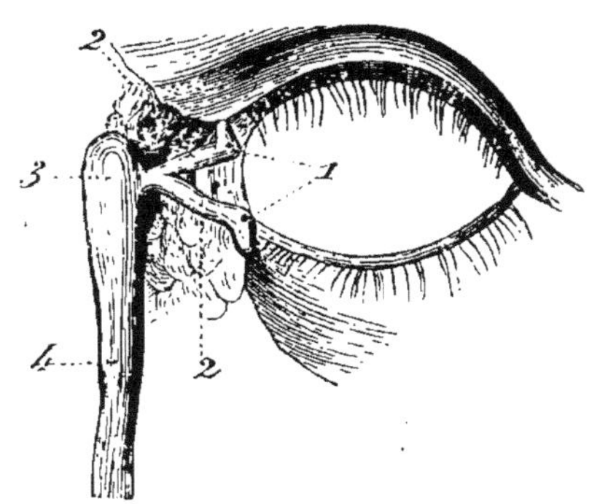

Fig. 3.

1, 1 Points lacrymaux. 3, Sac lacrymal.
2, 2 Conduits lacrymaux. 4, Canal nasal.

réfléchit sur le globe oculaire (fig. 4, a, b, c, f, d, e) ; cette membrane tapisse aussi le sac lacrymal, vient se perdre dans les fosses nasales et acquiert alors de nou·

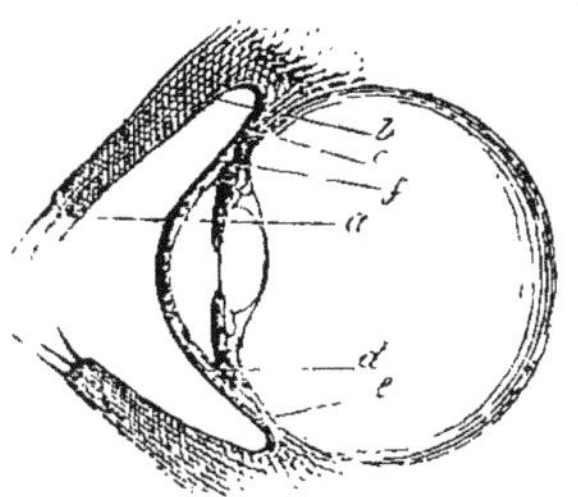

Fig. 4.

velles propriétés ; elle s'appelle *membrane pituitaire*. On sait qu'un fort rhume de cerveau enflamme souvent la conjonctive, car vulgairement parlant, les yeux deviennent rouges et larmoyants. L'effet inverse peut se produire, et une conjonctivite peut donner lieu à une inflammation de la membrane pituitaire.

Voyons maintenant les différentes parties de l'œil proprement dit.

L'œil a la forme d'un sphéroïde dont le plus grand diamètre s'étend d'avant en arrière.

La fig. 5 représente l'œil humain fendu verticalement.

La *sclérotique ss*, nommée vulgairement blanc de l'œil (cornée opaque), est une membrane fibreuse, résistante, opaque, contenant toutes les autres parties de l'œil. Elle forme les quatre cinquièmes du globe oculaire.

La sclérotique est moins épaisse en avant qu'en arrière; elle est percée en arrière d'un trou, ou mieux d'une multitude de petits trous donnant passage au nerf optique; en avant, elle est taillée circulairement en biseau, l'ouverture a environ six lignes, et est destinée à recevoir la cornée transparente qui semble s'y enchâsser comme un verre de montre, car, par la dissection, on ne peut séparer l'une de l'autre, les fibres de ces deux membranes étant intimement unies.

La *cornée transparente cc* est placée, comme nous venons de le dire, en avant de la sclérotique; elle ressemble parfaitement au segment d'une sphère plus petite ajoutée à une plus grande; elle est formée de trois couches, la muqueuse, la fibreuse, composées de lames dont la plus interne porte le nom de membrane de Demours ou de Descemet, puis la couche interne ou séreuse. Elle contient des fibres nerveuses suivant Pappenheim, mais pas de vaisseaux sanguins. Sa face antérieure est convexe et la postérieure concave; elle est recouverte à l'extérieur, d'après Krause, d'un épithélium cylindrique.

La sclérotique est tapissée à l'intérieur par une membrane très-mince, molle, celluleuse, d'un brun foncé, nommée *choroïde*; cette membrane s'étend depuis l'ou-

verture postérieure de la sclérotique jusqu'au cercle
ciliaire, et joue dans l'œil le rôle de l'enduit noir que
l'on met dans les instruments d'optique. Si l'on fait ma-

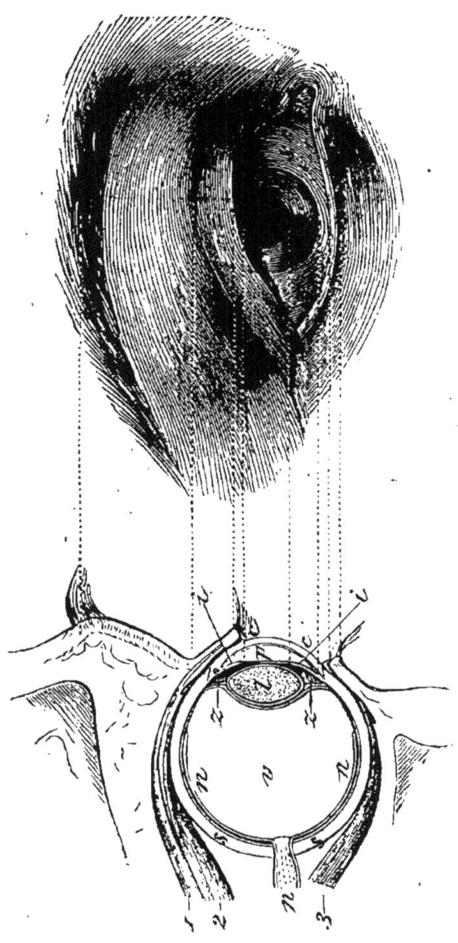

cérer la choroïde dans l'eau, elle devient transparente et
perd de sa couleur. Il paraît que la teinte noire qui lui
est propre est due à l'oxyde de fer. Elle est formée d'une
couche celluleuse vasculaire et pigmentaire. C'est dans

la choroïde que l'on trouve la disposition des veines en vaisseaux tourbillonnés ou *vasa vorticosa*. Les artères proviennent des ciliaires courtes postérieures.

Le *ligament ciliaire* est un anneau grisâtre, épais, large d'une ligne ou deux à peu près, situé entre la choroïde, l'iris et la sclérotique. L'iris y est enchâssé dans la petite circonférence qui forme saillie au-devant de lui.

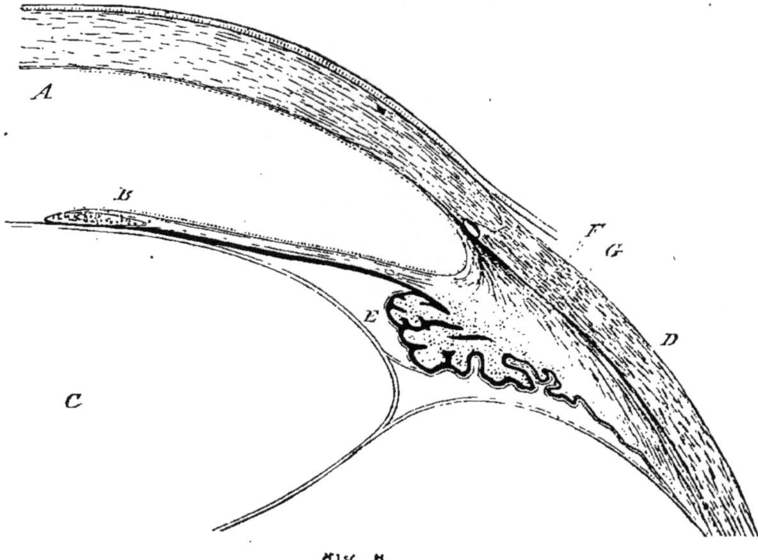

Fig. 6.

G. Portion radiée du muscle ciliaire.
F. Portion circulaire du même.
A. Cornée.
D. Sclérotique.
H. Canal de Schelmm.
E. Procès ciliaires.
C. Cristallin.
B. Iris.

Le ligament ciliaire contient des fibres musculaires lisses dont les contractions servent à l'accommodation de l'œil (fig. 6). Ses propriétés ont été étudiées par Helmoltz et Brücke.

A la partie antérieure du ligament ciliaire se trouve le canal de *Fontana*, de *Hovius*, de *Schlemm* qui est parcouru par la veine circulaire du ligament ciliaire.

L'*iris ii* est une cloison membraneuse placée derrière la cornée, verticalement, dans la partie antérieure du globe de l'œil. Son diamètre est percé d'un trou *p*, nommé *pupille*, dont le diamètre varie constamment, suivant la quantité de lumière nécessaire à la vision. Tout le monde sait que l'iris est coloré diversement suivant les individus, et qu'il présente la teinte brune, grise, bleue, verdâtre, etc. La teinte de l'iris est plus foncée vers la pupille. On distingue sur la surface de l'iris une foule de stries saillantes dont le nombre est de soixante-dix à quatre-vingts. La face postérieure de cette membrane est recouverte d'un enduit noir nommé *uvée*, qui se continue avec la choroïde. C'est à l'aide de deux sortes de fibres, rayonnées et circulaires, que la pupille se dilate et se contracte. La lumière, l'électricité, 'a strychnine, la fève de Calabar, font contracter les fibres circulaires, sans agir sur les fibres radiées. La belladone paralyse les fibres circulaires et fait resserrer les fibres rayonnées.

Les *procès ciliaires z z* sont de petits corps saillants, vasculo-membraneux, placés les uns à côté des autres en rayonnant, et entourant le cristallin en forme de couronne. Ils sont placés derrière l'iris, et sont au nombre de soixante à soixante-dix. Leur longueur moyenne est de 3 millimètres. Leur ensemble a reçu le nom de *corps ciliaire* ; ils reçoivent presque autant de vaisseaux à eux seuls que les autres parties de l'œil.

Le *cristallin l* est une véritable lentille, plus convexe à l'intérieur qu'à l'extérieur ; chez le fœtus, il est presque sphérique.

L'axe du cristallin correspond au centre de la pupille. Son diamètre est de quatre lignes et son épaisseur de deux lignes environ. Il est placé derrière la pupille, baigné sur sa face antérieure par l'humeur aqueuse, et ayant sa face postérieure logée dans une cavité du corps vitré.

L'espace compris entre le cristallin et la cornée transparente est occupé par un liquide limpide et transparent nommé *humeur aqueuse p*. L'espace contenu derrière le cristallin est occupé, jusqu'au fond de l'œil, par l'humeur vitrée ou corps vitré *v*, contenue dans les cellules de la *membrane hyaloïde*. Ces cellules sont intimement liées entre elles, de sorte que si l'on pique l'humeur vitrée, il ne sort que très-peu de substance, car il ne se vide que quelques cellules. Le corps vitré a la consistance d'une gelée, d'une transparence, d'un éclat, d'une limpidité aussi grande qu'on puisse l'imaginer.

L'espace compris entre la cornée transparente et l'iris se nomme *chambre antérieure*. La *chambre postérieure* est comprise entre la face interne de l'iris et la face externe du cristallin.

Le cristallin maintenu par le prolongement de la *zonule de Zinn*, se compose d'une capsule contenant un liquide particulier (*humeur de Morgani*), dans lequel se trouve la lentille ou cristallin proprement dit. Certains auteurs nient la présence de ce liquide et considèrent que le cristallin remplit exactement la capsule. Autour du cristallin se trouve le canal godronné ou de Petit, formé par la zonule de Zinn.

La lentille n'est pas simple, elle est composée de fibres qui se réunissent par leurs bords de façon à former des lames, celles-ci ont une forme triangulaire à base répondant à la circonférence du cristallin, à sommet correspondant à l'axe de la lentille, les lamelles sont superposées les unes aux autres, à la façon des feuillets d'un livre ou des tuniques d'un oignon.

D'après Sappey, il y a dans le cristallin trois sortes d'éléments : des fibres, des granulations, des cellules.

La *rétine nn* est une membrane pulpeuse, grisâtre, qui s'étend depuis le nerf optique jusqu'au cristallin, placée par-dessus la choroïde et embrassant le corps vitré, sans toutefois adhérer à la choroïde ; on la considère comme l'expansion du nèrf optique, *n*, qui entre dans l'œil par le trou fait à cet effet dans la sclérotique, ainsi que nous l'avons déjà dit. Elle a $0^{mm}18$ à $0^{mm}24$ d'épaisseur.

La rétine n'est pas simple : elle est formée, d'après le

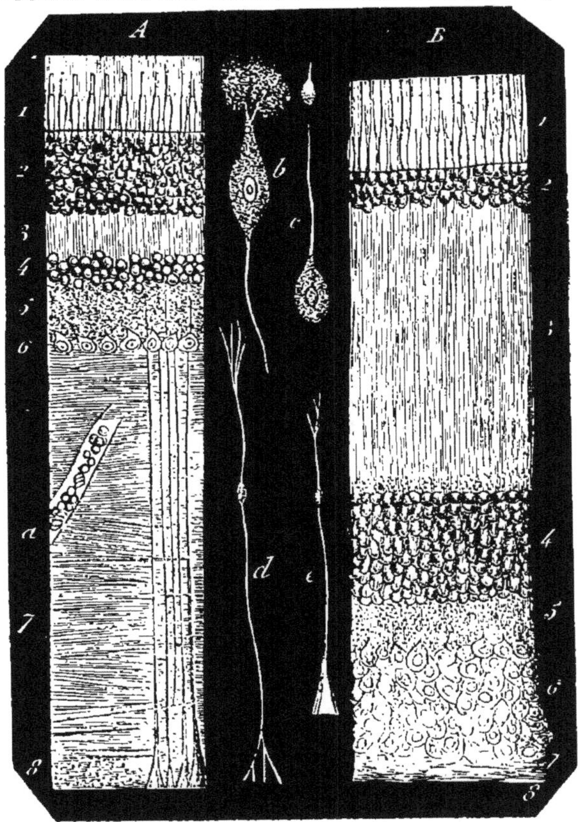

Fig. 7.

savant Ch. Robin, de huit couches superposées de dehors en dedans (fig. 7) :

1° La couche des bâtonnets et des cônes (fig. 7 A et B 1);

2° La couche granuleuse externe (A, 2);

3° La couche intermédiaire (A, 3);

4° La couche des Myélocites (A, 4),

5° La couche granuleuse grise (A, 5);

6° La couche ganglionnaire (b, c);.

7° La couche des fibres ou tubes nerveux (A. 7);

8° La membrane limitante (A, 8).

La fig. 8 représente les cônes et bâtonnets séparés.

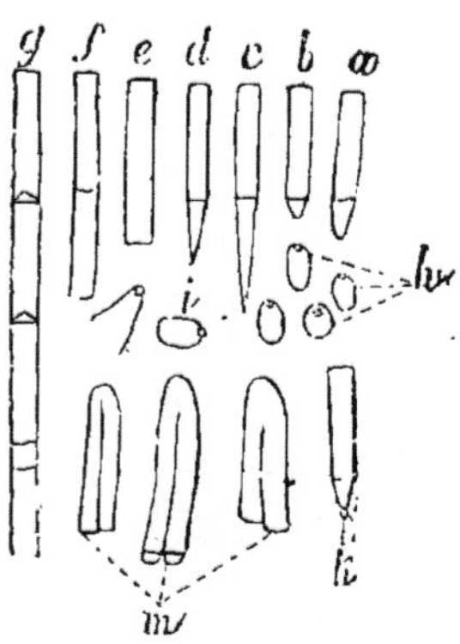

Fig. 8.

Les bâtonnets sont des cylindres fins, réguliers, de 0^{mm},05 à 0^{mm},07 de longueur et de 0^{mm},02 à 0^{mm},03 d'épaisseur. Ils sont d'une transparence parfaite, à l'extrémité inférieure de chaque bâtonnet se trouve un filet très-fin dont on suit la terminaison dans la couche granuleuse. Les cônes ont aussi un filet qui les traverse de part en part et se termine à l'extrémité interne par un noyau. Dans la tache jaune il n'existe que des cônes. La faculté visuelle appartient seulement aux couches contenant des bâtonnets et des cônes.

La rétine est parfaitement transparente pendant la vie.

C'est la rétine qui reçoit l'image des objets et qui la transmet au cerveau.

La face interne de la rétine montre une très-légère saillie circulaire en mamelon, aplatie au centre (pa-

pille du nerf optique). On voit aussi un pli (*pli central ou transversal*) qui commence à la papille du nerf opti- que et se dirige du côté externe en décrivant une courbe irrégulière longue de 4 à 5 millimètres. Vers la terminaison

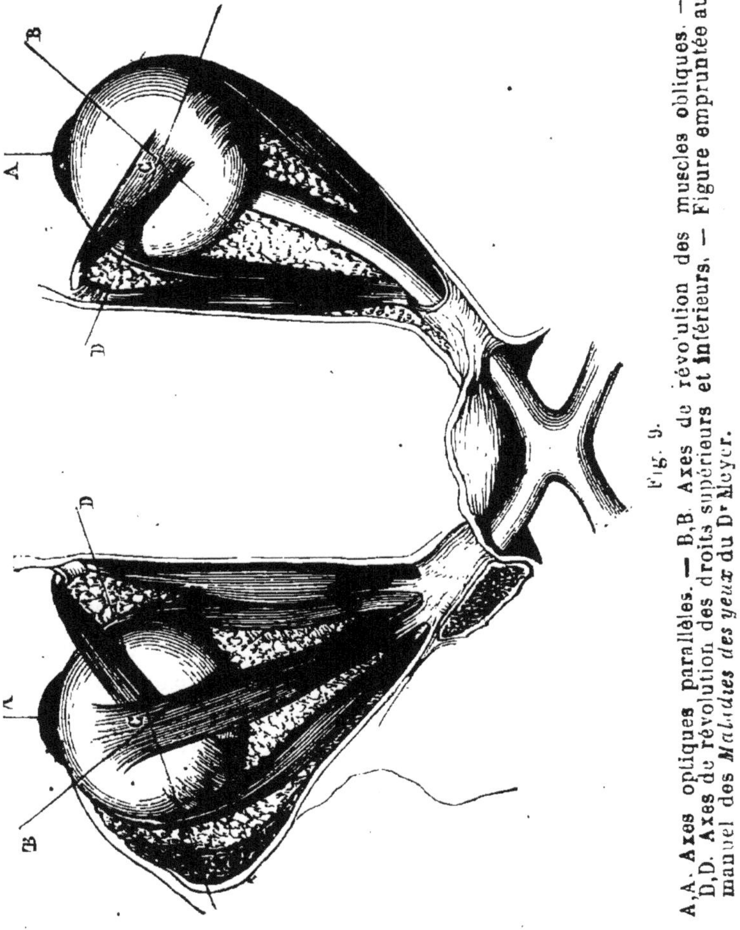

Fig. 9.

A,A. Axes optiques parallèles. — B,B. Axes de révolution des muscles obliques. — D,D. Axes de révolution des droits supérieurs et inférieurs. — Figure empruntée au manuel des *Maladies des yeux* du Dʳ Meyer.

du pli, se voit une tache jaune (*maculà flava, lutea cen- tralis*) occupant le centre optique de l'œil, de forme ova- laire, transversale ayant au plus 3 millimètres de long. Son centre est déprimé. Cette dépression (*foramen cœ-*

cum) a été à tort considérée comme un truo véritable par Sœmmering.

La *macula lutea* n'existe, suivant Cuvier, que chez l'homme et chez les quadrumanes.

Le n° 1, indiqué sur la figure 5, correspond au muscle releveur de la paupière; le n° 2, au muscle droit supérieur; le n° 3, au muscle droit inférieur.

Les nerfs optiques, au nombre de deux, un pour chaque œil, naissent en arrière d'une portion du cerveau, nommée *lobes optiques*, et s'entrecroisent (*chiasma* des nerfs optiques). A leur origine, ils sont écartés, puis s'entrecroisent et s'éloignent pour pénétrer dans les orbites, là ils s'épanouissent sur le corps vitré et constituent la rétine.

Cette réunion des deux nerfs optiques explique la vision simple, bien que nous possédions deux yeux.

La fig. 9 montre la disposition des nerfs optiques.

Nous renvoyons nos lecteurs au savant traité du docteur Sappey [1], pour ce qui regarde l'anatomie de l'œil.

La papille du nerf optique, la *macula lutea*, dont on étudie les moindres détails à l'aide de la dissection et du microscope [2], peuvent être étudiées sur l'œil vivant à l'aide de l'*ophthalmoscope*, inventé par Helmoltz (1851). C'est ce précieux petit appareil qui a permis de voir les profondeurs de l'œil, et d'apprécier les maladies de la rétine, de la choroïde, etc., maladies inconnues jadis. C'est grâce à l'ophthalmoscope que nous pouvons maintenant scruter les profondeurs de l'œil et y voir ce qui s'y trouve.

Nous décrirons donc cet instrument dont nous aurons souvent occasion de parler dans le cours de cet ouvrage.

---

[1] Chez Adrien Delahaye.

[2] Pour ce qui regarde le microscope, on pourra consulter notre traité pratique : l'*Étudiant micrographe*, 1 vol. in-8° de 600 pages, 400 figures. Chez l'éditeur Adrien Delahaye, place de l'École de médecine.

On distingue, dans l'emploi général, les *ophthalmoscopes fixes*, et ceux à main (ces derniers sont les plus

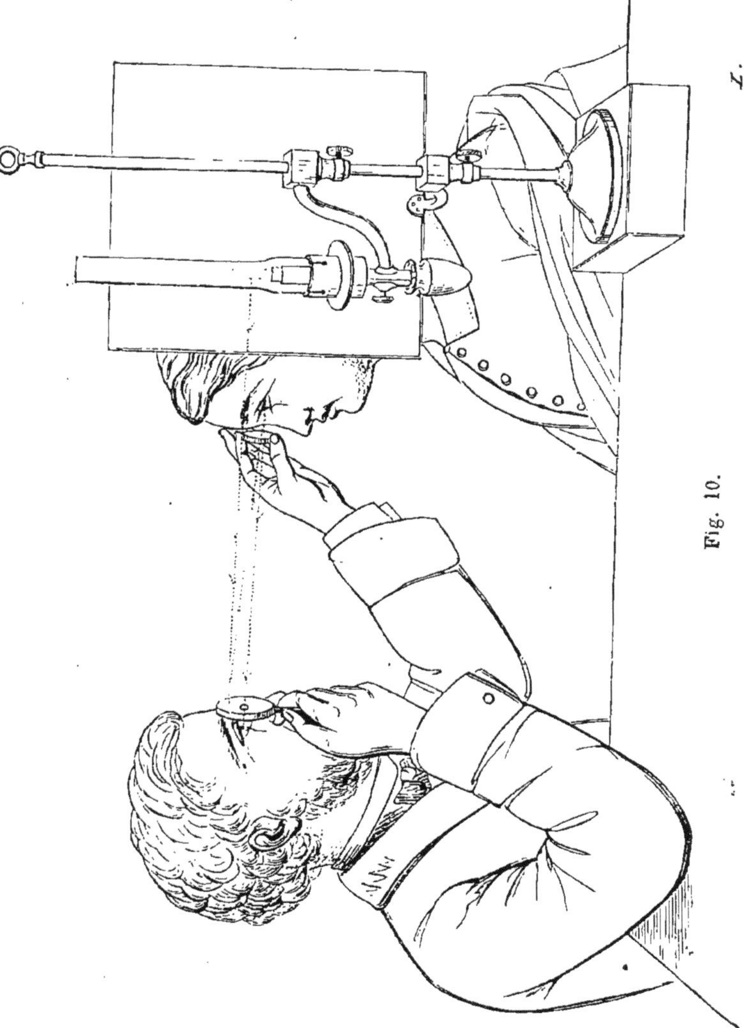

Fig. 10.

employés); nous donnerons donc la description de l'*ophthalmoscope à main*. Cet instrument se compose d'un

miroir concave en verre étamé, en argent ou en acier;
ce miroir, fixé à un manche, est d'un foyer de 20 à 25
centimètres, et est percé à son centre d'un trou de 3 millimètres environ. Il est accompagné d'un ou de plusieurs
verres concaves et convexes ayant 24, 15 ou 20 pouces
de foyer, puis d'une lentille convexe de 2 pouces 1/4 de
distance focale (Desmarres).

Derrière le miroir, une pince permet de recevoir les
verres concaves ou convexes dont j'ai déjà parlé, devant
servir pour l'observateur, s'il est myope ou presbyte. Les

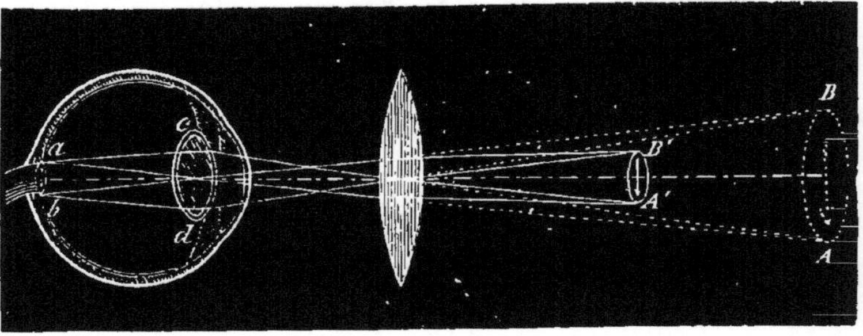

Fig. 11.

a c Papille.
c d Cristallin.
B A Image de la papille formée sans la lentille.

B' A' Image formée par l'in-
terposition de la len-
tille.

miroirs en glace argentée sont supérieurs à tous; ils
doivent être bien sphériques et parfaitement argentés,
on ne les fait bien que dans les ateliers d'optique.

Comment se sert-on de l'ophthalmoscope? La chose
est simple: on se place dans une chambre rendue obscure, on met une lampe à côté du malade, à la hauteur
de l'œil à examiner, en ayant soin d'interposer un écran,
comme dans la fig. 10, qui représente la position du malade et du médecin, puis, en dirigeant le miroir vers l'œil
à examiner, on l'incline de façon à faire tomber la lumière réfléchie de la lampe sur l'œil à explorer, on re-

garde par le trou du miroir, et la pupille, qui est noire, semble alors rouge, le fond de l'œil est donc éclairé. On prend alors une lentille convexe ou concave, que l'on place près de l'œil du malade, et ou aperçoit la structure intérieure de l'œil.

Dans la plupart des cas, on observe l'œil sans disposition préalable, mais il arrive souvent que l'on est obligé de dilater la pupille, et on se sert dans ce cas d'une dissolution de belladone que nous savons paralyser les fibres circulaires de l'iris.

Quelques gouttes de ce collyre instillées dans l'œil

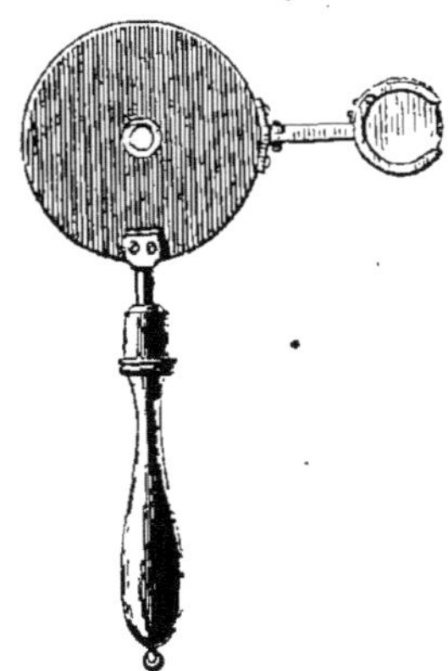

Fig. 12.

produisent en peu d'instants la mydriase nécessaire à l'examen.

Pourquoi voit-on le fond de l'œil ? En voici la cause en peu de mots : le fond de l'œil étant éclairé envoie des rayons qui, traversant le cristallin, viennent en avant de l'œil former une image de ce même fond. Mais l'image est trouble, et l'effet de la lentille convexe que l'on interpose la diminue, la rend plus brillante et la définit. La fig. 11 explique la marche des rayons. En employant la lentille biconvexe, l'image est renversée, elle serait droite avec une lentille concave.

L'ophthalmoscope à main que nous venons de décrire est représenté fig. 12. — Ce petit appareil, qui se met dans la poche, possède une pièce à charnière qui peut se

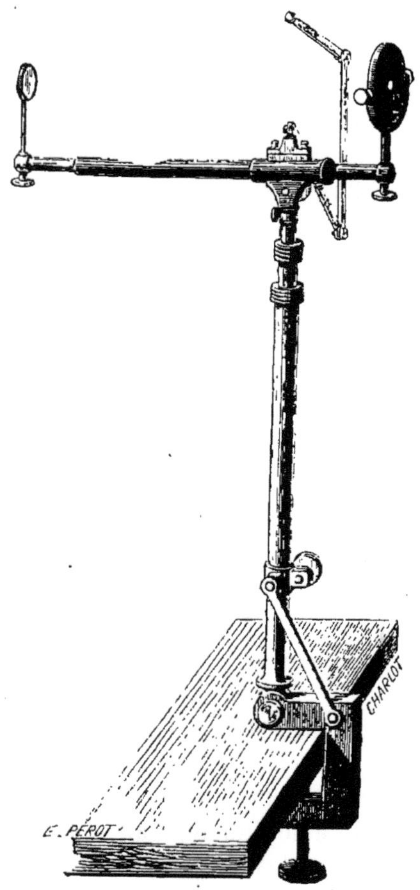

Fig. 13.

rabattre sur le miroir, pour placer les verres concaves et convexes dont on peut avoir besoin dans l'examen.

Les docteurs Follin, Cusco, Liebrich, ont aussi imaginé des ophthalmoscopes fixes ; nous avons représe nte (fig. 13) celui du docteur Cusco.

Ces instruments sont très-commodes pour un examen un peu prolongé ; ils sont pourvus d'une pièce à boule que l'on place de façon à diriger le regard du patient. Dans ces ophthalmoscopes, la lentille est mobile, et tout le mécanisme est fait de façon à fournir un examen pré-cis. Le docteur Giraud Teulon a imaginé l'ophthalmos-cope binoculaire ou ophthalmoscope stéréoscope. Cet instrument est on ne peut plus ingénieux, et il peut rendre souvent des services.

Comme on l'a vu, les verres dont on se sert dans l'ophthalmoscope sont de simples verres de lunettes qui donnent une netteté passable, mais qui ont le grand défaut de donner des couleurs et de changer la teinte des objets.

Frappé de ces inconvénients, nous avons substitué aux verres des divers ophthalmoscopes des lentilles achromatiques, et par ce fait créé l'*ophthalmoscope achro-matique*. L'avantage des lentilles achromatiques est évi-dent, car elles donnent une netteté plus grande que les autres, et l'absence de couleurs. Nous croyons donc que bientôt l'emploi de ces lentilles sera généralement adopté.

Des essais comparatifs ont été faits à Necker par M. le docteur A. Désormeaux, qui, dans son service, a constaté la supériorité de l'ophthalmoscope achromatique.

Nous avons présenté cet instrument à l'Académie des sciences, où une Commission savante a été nommée pour l'examiner ; elle se composait de MM. Claude Bernard, de Sénarmont et Despretz. A la Société de chirurgie, séance du 25 février 1862, M. le docteur A. Désormeaux a bien voulu se charger de la présentation de notre ins-trument, et, dans la séance du 12 mai 1862, il s'est ex-primé en ces termes :

« M. Arthur Chevalier, opticien, me charge de faire

connaître une modification qu'il a apportée aux ophthalmoscopes. Cette modification consiste dans la substitution
de lentilles achromatiques *crown* et *flint*, aux lenttlles
biconvexes et biconcaves. Elle peut s'appliquer à tous les
ophthalmoscopes, de quelque nature qu'ils soient. L'a-
vantage de ces lentilles est évident en théorie. Personne

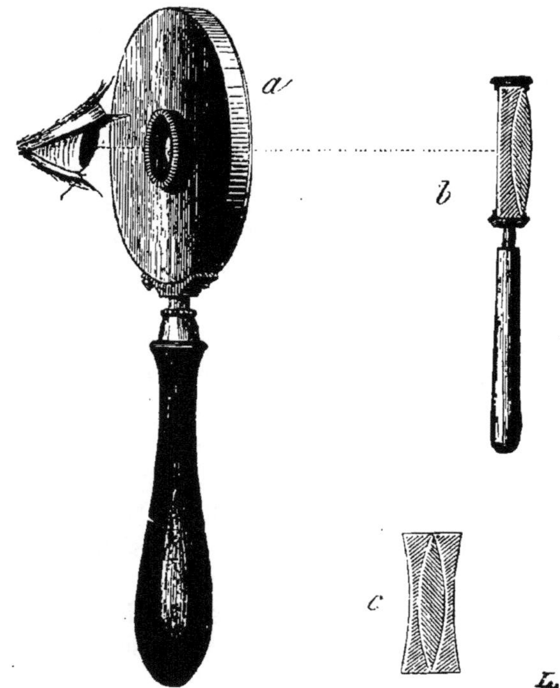

Fig. 14.

ne voudrait aujourd'hui d'un microscope, ou d'une
simple lunette de spectacle qui ne serait pas achromatique ; le bon marché même ne ferait pas accepter un
pareil instrument. On ne comprend guère qu'il en soit
autrement pour les ophthalmoscopes, surtout si l'on fait
attention que dans ces instruments on se sert presque

toujours des parties excentriques de la lentille ; car on
la place obliquement pour éviter les reflets. Il en résulte,
qu'avec les lentilles simples, on a une image altérée dans
sa forme et dans sa coloration, et lors même que les
aberrations ne seraient pas sensibles à la vue, elles seraient cependant suffisantes pour fatiguer l'œil de l'observateur.

« J'ai plusieurs fois employé l'instrument que j'ai
l'honneur de présenter, et je crois pouvoir dès à présent
lui reconnaître deux qualités : les images qu'il donne
sont d'une grande netteté, et l'observation peut être
prolongée plus longtemps qu'avec les autres instruments
que j'ai employés, sans causer de fatigue à l'observateur. »

J'ai représenté (fig. 14) l'ophthalmoscope achromatique,
la coupe de lentilles concaves et convexes.

La fig. 15 représente le fond de l'œil normal vu dans
l'ophthalmoscope.

La fig. 16 représente une des altérations du fond de
l'œil examiné à l'aide de l'ophthalmoscope. Ce sont des
exsudats choroïdiens, avec taches pigmentaires. Cette
excellente figure, tirée du manuel des *Maladies des yeux*
du docteur Meyer, peut servir à montrer les désordres
qui existent dans certaines maladies des yeux.

Pour de plus amples détails relatifs à l'examen de
l'œil nous renverrons le lecteur à notre manuel de
l'Étudiant oculiste [1] dans lequel nous avons réuni tout
ce qui se rattache à cette importante question.

Nous allons maintenant décrire comment se fait la vision, mais afin de s'entendre il est nécessaire d'indiquer
certains petits préceptes d'optique, indispensables au
sujet :

La lumière est un fluide qu'on ne peut saisir, qui, sous

[1] In-18 jésus de 200 pages et 90 fig chez **Adrien Delahaye**,
place de l'École de Médecine.

2.

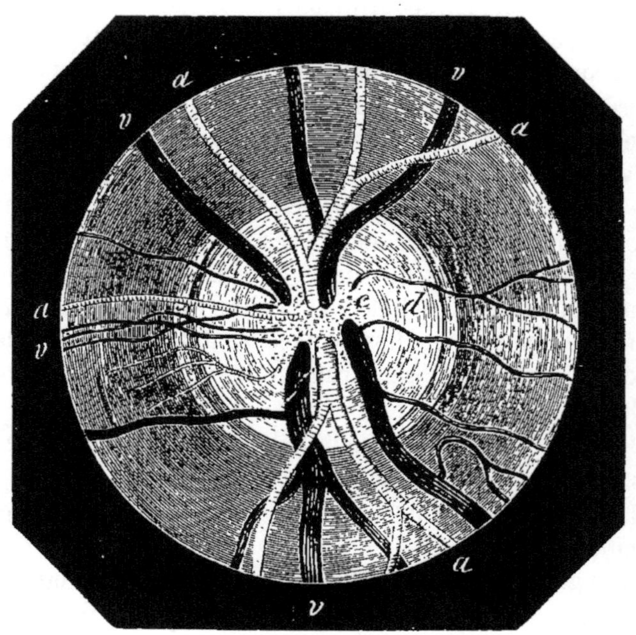

Fig. 15.
d, pupille, *c*, lame criblée, *a*, artères, *v*, veines.

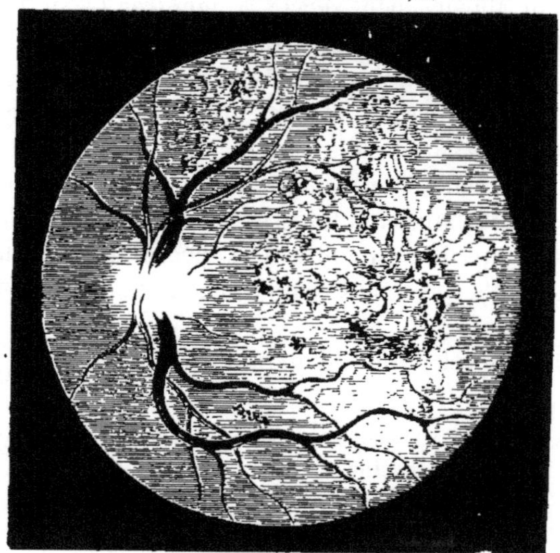

Fig. 16.

forme de rayons, éclaire les corps et nous permet de les contempler par l'intermédiaire de nos yeux.

La lumière nous vient du soleil en 8 minutes 13 secondes. Elle parcourt ainsi 77,000 lieues par seconde.

La lumière se meut en ligne droite, si elle n'est pas déviée de sa route, en rencontrant divers corps ; ainsi elle peut être *réfléchie* en tombant sur un miroir ; elle peut être *réfractée* en passant dans un milieu tel que l'eau, le verre, etc.

Tout le monde sait que la lumière est décomposable ; en effet, l'immortel Newton la sépara en sept rayons des couleurs suivantes :

Rouge, orangé, jaune, vert, bleu, indigo, violet.

En recevant la lumière sur un prisme, on obtient sa décomposition ; c'est aussi la lumière décomposée qui nous fournit le magique spectacle de l'arc-en-ciel.

Un corps est dit rouge parce qu'il réfléchit cette couleur et absorbe les autres, cela nous amène à savoir pourquoi les objets possèdent telle ou telle nuance, l'arrangement des molécules est la cause de ce fait. L'air est bleu parce qu'il réfléchit le bleu et absorbe les autres couleurs. Un corps est blanc parce qu'il réfléchit tous les rayons, il est noir parce qu'il les absorbe tous.

La lumière décomposée peut être ensuite facilement recomposée en étant reçue sur un verre bombé ou lentille qui a la propriété de réunir les rayons et de les rassembler en un point. Ainsi donc, si l'on reçoit une lentille bombée, la lumière décomposée par un prisme, on obtient sur un écran une tache blanche. En faisant tourner rapidement devant ses yeux un disque portant les sept couleurs, on ne voit plus qu'un disque blanc ; par la vitesse, les impressions se confondent, et le blanc résulte du mélange rapide des couleurs.

Comme nous l'avons dit, la lumière se compose de *rayons* auxquels on donne le nom de *pinceau* lorsqu'ils

sont **assemblés**, et de *faisceau* pour indiquer la réunion
de plusieurs pinceaux.

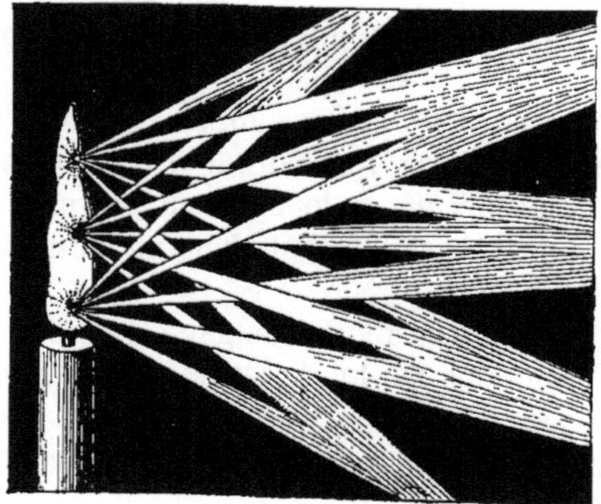

Fig. 17.

Tout corps lumineux lance une multitude de rayons
qui divergent en forme de cônes dont les bases s'ap-
puient sur l'œil et les sommets sur les points lumineux ; c'est ainsi que la lumière se propage d'une bougie,
fig. 17.

Ainsi que nous l'avons dit, la lumière peut être réfléchie ; par exemple, si elle rencontre un miroir B (fig. 18)

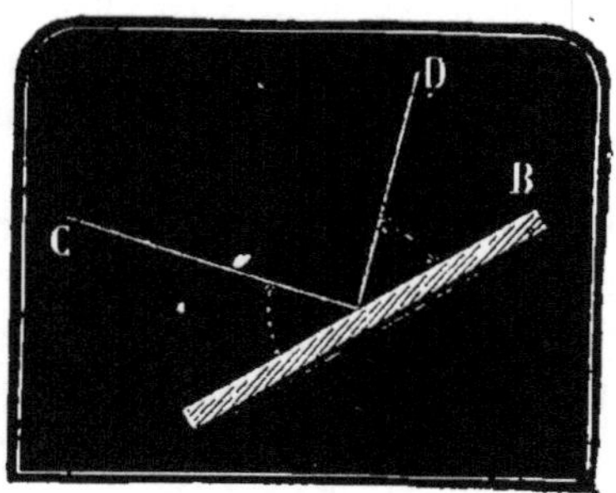

Fig. 18.

ou une surface réfléchissante quelconque, le rayon de
lumière D qui s'y présente sera renvoyé ou réfléchi en C,

et l'angle DB, son *angle d'incidence*, sera égal à *l'angle*
C *ou de réflexion*.

On considère trois sortes de rayons : les *rayons parallèles*, qui marchent toujours dans le même sens sans se
joindre, fig. 19

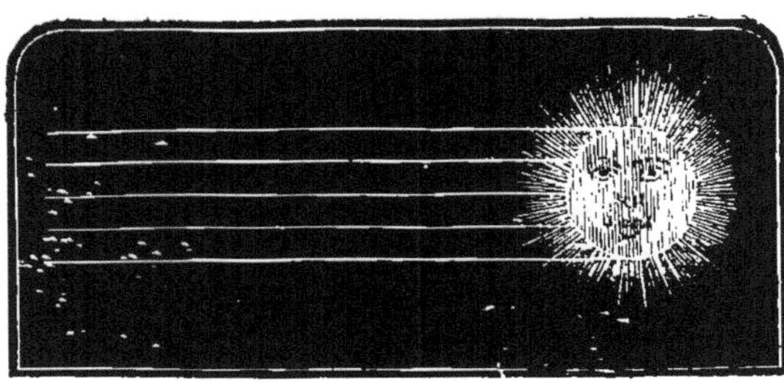

Fig. 19.

Les *rayons divergents* qui s'écartent du point A d'où
ils sont partis, fig. 20.

Enfin, les *rayons convergents* qui se dirigent tous sur
un point B, fig. 21.

Outre la réflexion de la lumière, il nous faut aussi

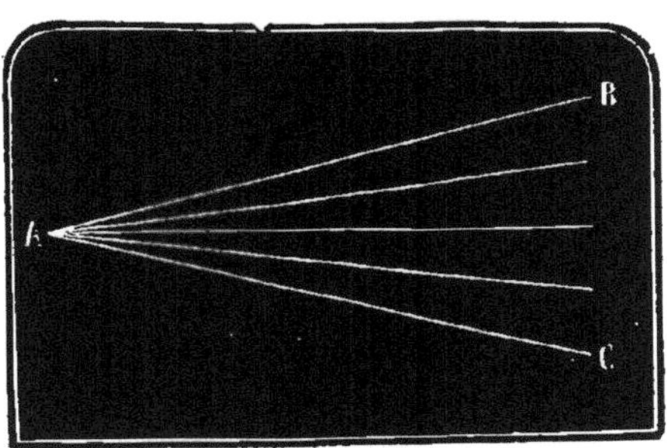

Fig. 20.

examiner la *réfraction*, car ces lois sont celles qui nous
seront le plus utiles.

Lorsqu'un rayon de lumière passe d'un milieu moins
dense dans un autre plus dense, par exemple, de l'air
dans le verre, ce rayon est réfracté. Ainsi le rayon C

(fig. 22), rencontrant un morceau de verre V, est brisé et se rapproche de la perpendiculaire B élevée au point

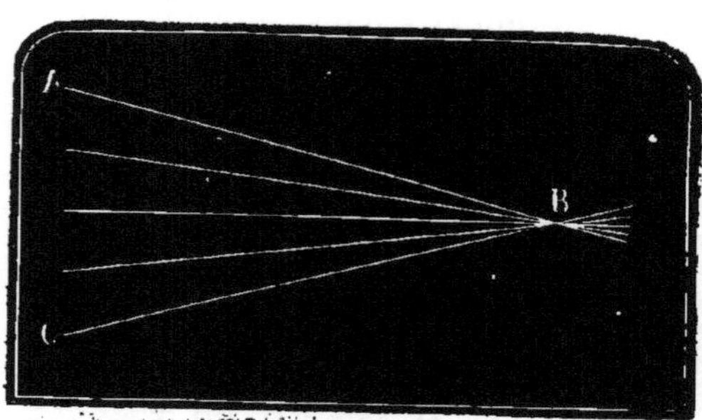

Fig. 21.

de contact ou point d'immersion. Le rayon C″, passant du verre dans l'air, s'éloignera alors de la perpendiculaire B′. Tel est le phénomène qui constitue la réfraction.

C'est ce phénomène qui nous fait paraître brisé un bâton plongé dans l'eau, et qui nous trompe sur la place des corps qui y sont placés, etc.

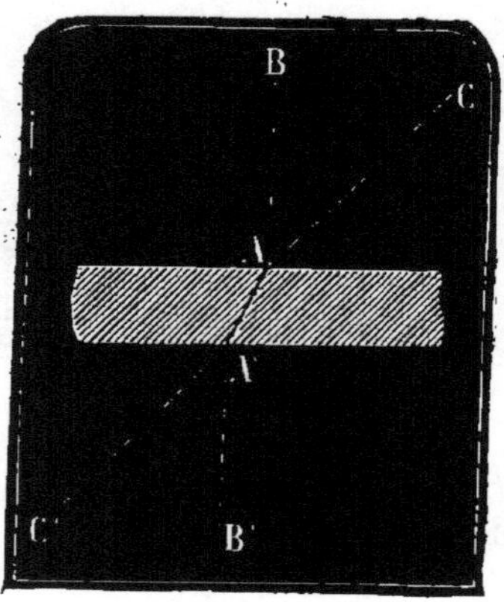

Fig. 22.

Voyons maintenant la forme des verres employés en optique. On distingue trois sortes de verres : le *verre plan,* qui laisse voir les objets sous leur véritable forme et dimension, puis le *verre bombé* ou *convexe* qui grossit les objets, puis enfin le *verre creux* ou *concave* qui les rapetisse.

En combinant ces trois formes de verres, on obtient six formes principales de lentilles, dont trois à bords tranchants et convergentes et trois à bords épais et divergentes.

La fig. 23 représente les formes de ces lentilles.

Parlons des effets des lentilles, et commençons par indiquer que l'axe principal d'une lentille est la ligne qui passe par les centres de courbure des deux surfaces, l'axe

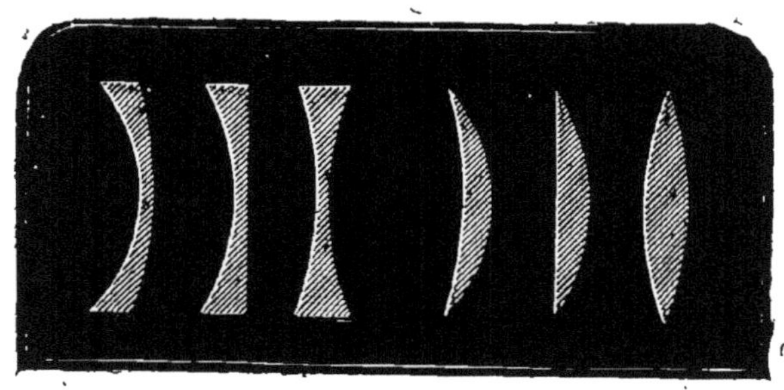

Fig 23.

secondaire est celui qui, passant par le centre optique de la lentille, ne passe pas par les centres de courbure.

Le *foyer principal* d'une lentille convexe est le point de réunion des rayons parallèles tombés à sa surface. Ainsi le rayon R′C (fig. 24), qui passe par le centre de la lentille LL′, continue son chemin ; mais les rayons RL, R″ L′ sont réfractés et s'entrecroisent en un point F situé sur le prolongement de l'axe R′F. Le point F est le foyer principal. Si les rayons reçus sur la lentille sont divergents, au lieu d'être parallèles, on aura alors un *foyer conjugué.* Voici l'explication de ce fait :

Les rayons RL, RL′ (fig. 25), divergeant du point R,

rencontrent la surface de la lentille LL', dont le *foyer principal* est en O ; réfractés par le verre, ils convergent vers le point F, où ils s'entrecroisent en formant une image du point R.

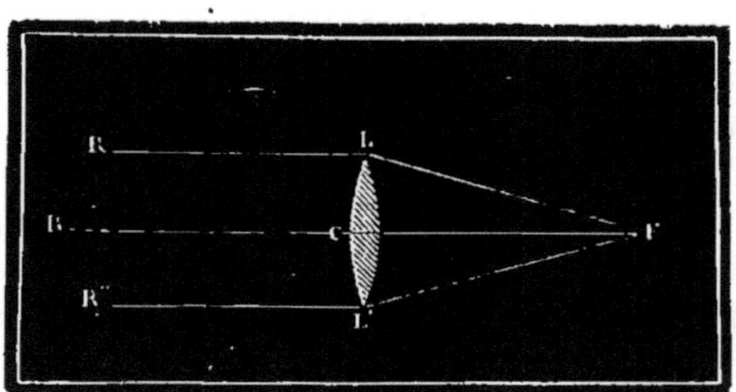

Fig. 24.

Si l'on rapproche de la lentille le point rayonnant R, le foyer F s'éloignera et réciproquement, mais ces déplacements s'effectuent suivant certaines règles.

Supposons que le point R soit transporté en P placé deux fois aussi loin de C que O', le foyer F se portera en P', à une distance CP' égale à CP. Mais si R se trouvait

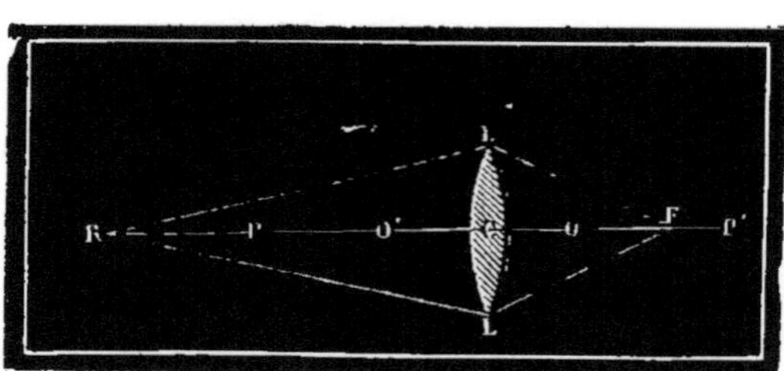

Fig. 25.

en O', les rayons réfractés deviendraient parallèles, et il ne se formerait pas d'image. Enfin si R était placé entre O' et C', les rayons divergeraient après la réfraction. On aurait alors le foyer virtuel. On peut considérer indifféremment comme foyer le point F ou le point R ; or, si le point rayonnant est en F, son image se formera en R comme elle se forme en F lorsqu'il est en R ; c'est à cette coïncidence que l'on donne le nom de *foyers conjugués.*

Il est important de se familiariser avec cette théorie fort simple, car elle est la clef des effets produits par les instruments d'optique ; mais ou comprend déjà que plus nous rapprocherons l'objet de O ou de O', suivant le côté de la lentille exposé à la lumière, plus les rayons réfractés tendront à devenir parallèles, et, par conséquent, plus le foyer sera éloigné du verre.

En parlant des lentilles convexes, nous avons dit qu'elles avaient la propriété de réunir les rayons parallèles en un point nommé *foyer principal,* mais nous ajouterons ici que cette réunion n'a lieu que pour les rayons très-voisins de l'axe ; quant aux autres, ils se réunissent à une petite distance en avant du foyer, et plus la lentille est convergente, plus ce phénomène se fait sentir. Les images alors n'ont de netteté que vers le centre. On désigne sous le nom d'*aberration de sphéricité* ce désavantage des lentilles convexes, inconvénient que l'on atténue à l'aide de *diaphragmes* ; c'est un des plus grands écueils que l'on rencontre dans la construction des instruments d'optique.

On est parvenu à détruire les couleurs produites par les lentilles. C'est le savant Euler qui résolut le problème ; puis enfin Hall, savant anglais, l'appliqua aux lunettes ; il fut suivi de près par Dollond.

On obtient l'achromatisme en combinant ensemble, suivant certaines règles, deux sortes de verres, le *crown-glass* et le *flint-glass.* Tout verre achromatique est donc formé de deux verres qui peuvent être ou non réunis ou collés ensemble (fig. 26). L'explication de l'achromatisme est facile à concevoir. Nous prendrons ici deux prismes pour expliquer ce fait curieux.

Soit un prisme C en *crown* et un prisme F en *flint*

(fig. 27), tous deux d'un pouvoir égal, mais d'un angle inégal, puisque le *flint* est plus dispersif que le *crown*. Soit un rayon de lumière L, tombant sur le prisme C, il en sortira décomposé en sept couleurs ; prenons seulement le rayon rouge R et le rayon violet V,

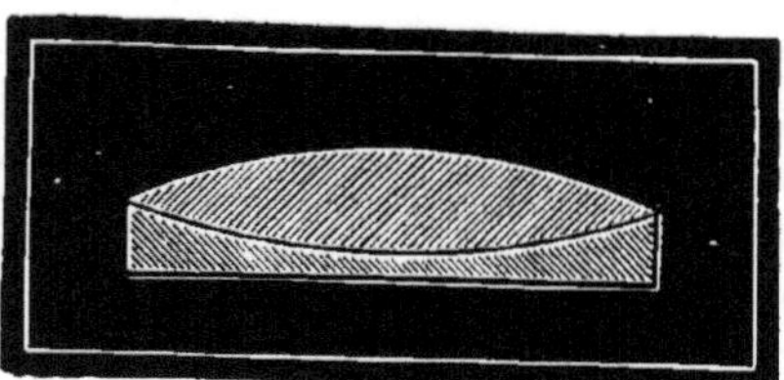

Fig. 26.

qui, rencontrant le prisme en *flint* F, seront réfractés et iront en un point former une tache blanche.

Les prismes étant placés en sens inverse, on comprend que la dispersion sera composée. Toutefois, l'achromatisme des rayons a lieu suivant le rapport des angles des

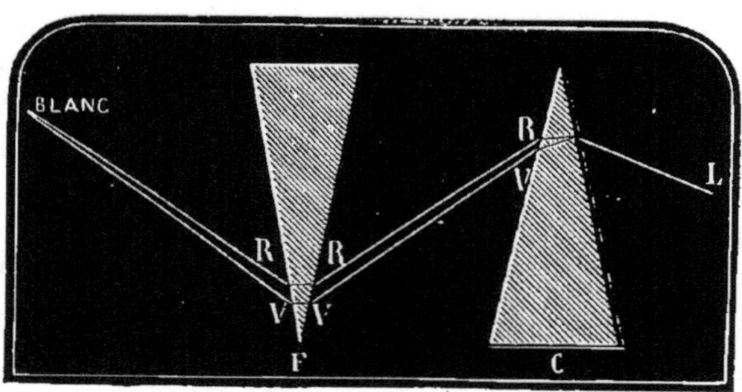

Fig. 27.

prismes. Ainsi on ne peut achromatiser que deux rayons il faudrait sept verres pour obtenir un achromatisme parfait ; mais on se contente, dans les lentilles, d'en achromatiser deux.

Voyons maintenant la théorie de la formation des images dans les lentilles en commençant par l'expérience

de Porta, qui consiste à observer l'image faite par un
trou percé à un volet d'une chambre rendue obscure.

Supposons qu'un homme soit placé à une certaine distance de l'ouverture, et que, du côté opposé, l'on présente un écran, l'image de l'homme viendra s'y peindre,
mais dans une situation renversée, et cela se conçoit
sans peine, car en admettant, pour simplifier, que l'ouverture du volet soit située sur une ligne qui vienne
aboutir au milieu du corps de l'homme, il est clair que
les rayons lumineux partis du pied se dirigeront de bas
en haut pour se glisser par l'ouverture, et, suivant toujours la même direction, iront faire leur impression à la
partie supérieure de l'écran, tandis que les rayons de la
tête s'élanceront de haut en bas, et après s'être entrecroisés avec ceux de l'extrémité opposée, peindront l'i-
mage des différentes parties de la tête, à la partie inférieure de l'écran, et ainsi de suite pour toutes les parties
intermédiaires du corps. Les rayons partant de droite et
de gauche suivront une marche analogue,

Lorsqu'on agrandit l'ouverture, elle donne passage à
un plus grand nombre de rayons, et, par suite, les
images de plusieurs points de l'objet, ne se formant pas
toutes au même foyer, ne se dessinent plus nettement.
Si l'homme fait quelques pas vers l'ouverture, il sous-
tendra un plus grand angle, et, conséquemment, les
rayons seront plus obliques, se rapprocheront davantage
de la verticale : donc, l'image sera plus grande ; au contraire, lorsqu'il s'éloigne, l'angle est plus petit ainsi que
l'image.

Suivons l'expérience de Porta, et plaçons une lentille
convexe à l'ouverture du volet ; nous aurons la chambre
obscure que tout le monde connait aujourd'hui. Soit
LL (fig. 28), une lentille biconvexe, et MN, un objet
éclairé dont tous les points envoient des rayons divergents
qui s'entrecroisent en tous sens ; prenons, pour simplifier, trois rayons partant du centre, trois du sommet, et

trois, enfin, de la partie inférieure ; ces rayons viendront
frapper la lentille qui les réfractera vers les points, n, a,
m, où se montrera l'image nm, de l'objet NM. Cette fi-

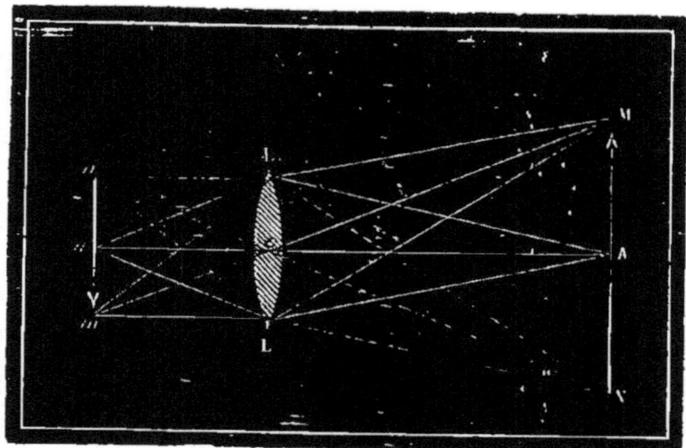

Fig. 28.

gure explique parfaitement l'inversion de l'image ; on y
reconnaît aussi fort bien la relation qui existe entre la
distance de l'objet et la grandeur de l'image. En effet,
mn est à MN comme la distance ca est à la distance cA.

Terminons ce chapitre en disant que, dans les lentilles

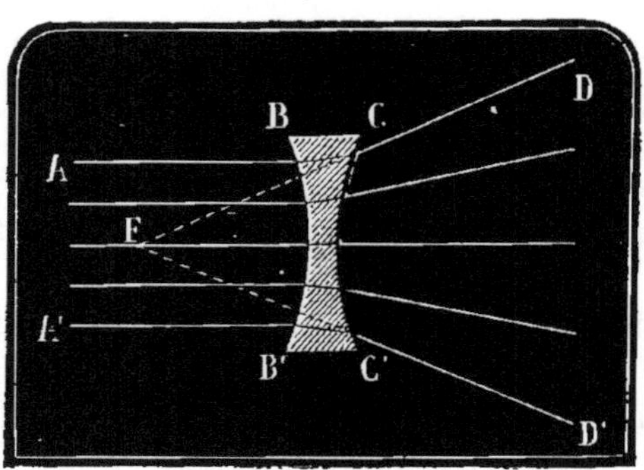

Fig. 29.

concaves (fig 29), les rayons AA', tombant sur l'une des
surfaces, seront rendus divergents DD' et tendront à s'é-
loigner de plus en plus. En prolongeant les rayons ré-

fractés, on en obtiendra la réunion en un point F qui sera le *foyer virtuel*.

Passons maintenant à la vision.

Tout le monde connait la chambre noire, dont les effets sont maintenant rendus si populaires par l'invention de la photographie. Eh bien, l'œil est une *véritable chambre noire* : le cristallin représente la lentille ou l'objectif, et la rétine, l'écran sur lequel l'image vient se produire.

Prenons maintenant la coupe de l'œil, et voyons comment les rayons s'y compórtent.

Ainsi qu'on peut le voir, les rayons O, B (fig. 30), partant d'un objet, s'entrecroisent et vont former leur image au fond de l'œil en *o' b'*. Ces rayons forment des

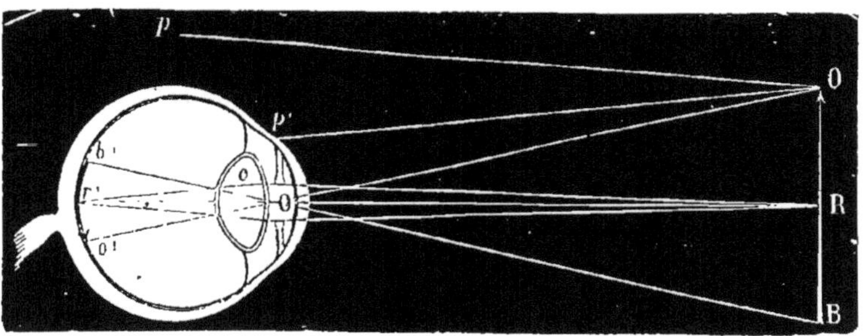

Fig. 6.

cônes dont les sommets se trouvent en O, B, et dont les bases reposent sur la partie antérieure de la cornée. Les rayons très-divergents, *Op, Op'* tombant en dehors du cercle, sont perdus pour la vision.

N'est-on pas frappé aussitôt de l'analogie qui exise entre la chambre obscure et l'œil humain ? La *lentiile de l'instrument* est remplacée par les milieux transparents de l'organe et principalement par la *lentille cristalline*: l'écran, par *rétine*, véritable écran sensible; l'enduit noir que l'on applique sur les parois de la chambre obscure, par la *choroïde*. Les lentilles employées en optique sont sujettes à certaines imperfections, parmi lesquelles nous ne citerons actuellement que l'aberration de sphéricité produite par la réfraction inégale que subissen les rayons en traversant, sous des angles différents, les parties plus ou moins épaises du verre. Que fait-on d'abord pour remédier à ce défaut? On place devant ou derrière la lentille un cercle plus ou moins ouvert et à bords tranchants, qui intercepte ces rayons ; en d'autres termes, c'est au moyen d'un *diaphragme* que l'on arrête au passage les rayons qui pourraient déformer l'image. Nais n'avons-nous pas dans l'œil un diaphragme bien plus parfait, puisque l'ouverture pupillaire de *l'iris* est apte à subir tous les resserrements et toutes les dilatations nécessaires à la vision distincte [1]? Il serait superflu d'insister plus longtemps sur une similitude aussi frappante.

Que si l'on nous demande à quoi bon les diverses humeurs associées au cristallin, nous répondrons, sans chercher à donner une explication définitive d'un problème qui a déjà tant de fois occupé les physiciens, que l'on n'obtient une image nette et exempte de coloration anormale qu'au moyen de plusieurs espèces de verres juxtaposés, et que nous aimons à croire, avec le célèbre Euler, que la nature a voulu remplir le même but par l'association de ces humeurs de densités différentes [2].

C'est ainsi que la vision s'opère dans l'œil normal, auquel le savant professeur Donders a appliqué la dénomination d'œil *emmétrope*. L'œil emmétrope est construit de telle sorte qu'il perçoit nettement les objets depuis ceux très-éloignés jusqu'à ceux très-rapprochés. L'œil s'accommode donc aux différentes distances. Pour les objets peu distants, ce *pouvoir accommodateur* a lieu dans certaines limites ; c'est ainsi que, pour des ob-

---

[1] Charles Chevalier, en inventant en 1840, le diaphragme variable, reproduisit les effets de la pupille.

2. Charles Chevalier, *Manuel des myopes et des presbytes* (1841).

jets de 2 à 3 millimètres de hauteur, tels que les caractères de ce livre (*neuf d'imprimerie*), la vision s'opère à
30 ou 32 centimètres, c'est-à-dire que naturellement on
se place à cette distance comme étant celle qui permet la
vision la plus distincte.

Toute personne lisant facilement et sans fatigue à 30
ou 32 centimètres les caractères déjà cités aura donc la
vue normale, et nous spécifierons cette distance qui nous
servira de base dans la mesure de la presbytie et de la
myopie.

Si les objets sont plus petits (caractères sept, six, cinq,
on sera dans la nécessité d'approcher le livre, la lumière
faisant défaut, les rayons étant plus divergents, et l'instrument ne pouvant, en raison de sa construction, former l'image nette sur la rétine.

L'œil emmétrope, qui perçoit nettement et commodé-
ment les caractères de 2 à 3 millimètres à 30 ou 32 centimètres, peut aussi les voir plus loin ou plus près. Pour
des objets de la nature de ceux précités, l'accommodation
varie de 8 (*punctum proximum*) à 50 ou 60 centimètres
(*punctum remotum*) et plus, suivant les individus, de
même que, tout en étant normale, la vue peut varier d'é-
tendue, suivant les personnes.

Nous résumerons ainsi la vision normale :

Vision nette pour les objets très-éloignés et intermédiaires ; vision nette pour les objets rapprochés. Accommodation de 6 à 80 centimètres environ pour des lettres
de 2 à 3 millimètres de hauteur (neuf d'imprimerie).
L'accommodation diminue pour les objets rapprochés en
raison de la dimension des corps.

*La distance de la vision distincte et parfaite pour
une vue normale est de 30 à 32 centimètres pour le caractère correspondant ou neuf d'imprimerie.*

*L'œil normal est donc accommodé pour les rayons
parallèles, divergents et très-divergents* dans les limites
que nous venons de citer.

Relativement à la cause qui fait que l'œil s'accommode aux différentes distances, il faut admettre, d'après les belles expériences de Cramer, que le cristallin change de courbure suivant que la vision s'opère sur les objets distants ou peu distants. Sous l'influence du *muscle de Brücke*, le cristallin *se bombe* pour les objets rapprochés, et *s'applatit* pour les objets éloignés. Que si l'on tient compte, dans cette action, de l'influence de la réfringence des milieux, du jeu de la pupille, de l'action des muscles de l'œil, de sa forme appropriée, de la sensibilité normale de la rétine et surtout du court foyer du cristallin, qui

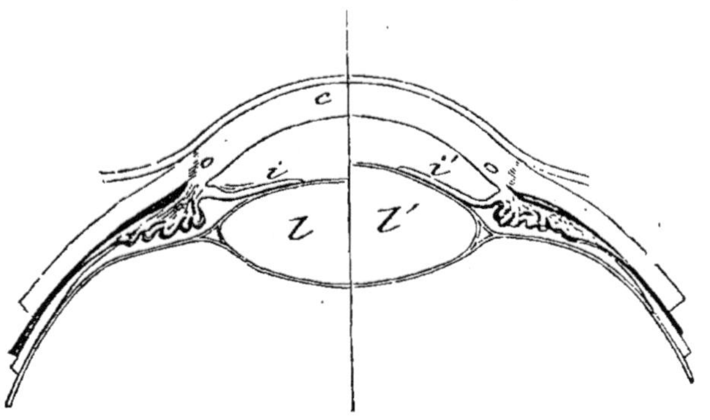

Fig. 31.

par cette raison rassemble en un foyer, pour ainsi dire unique, les objets différemment distants, on pourra comprendre pourquoi l'œil *emmétrope* s'accommode aux différentes distances, et comment le cristallin se met *au foyer* de la rétine pour la perception parfaite des objets,

La fig. 31 indique la déformation du cristallin qui se bombe en *i'* pour les objets rapprochés et s'applatit en *i* pour la vision des objets éloignés.

La théorie de la vision que nous venons d'expliquer résume les travaux modernes des principaux physiciens et anatomistes, mais ce qu'il y a de curieux, c'est que

Descartes en 1650 dans son *Traité de l'homme* et du fœtus, avait *indiqué et figuré* le changement de forme du cristallin, et spécifié que les procès ciliaires étaient de petits tendons qui modifiaient la courbure du cristallin. Hartsoeker en 1694, dans sa dioptrique a soutenu la même théorie, mais il ajoute que le cristallin peut aussi bouger de place, c'est-à-dire, avancer ou reculer sous l'influence de tendons existant dans les procès ciliaires. Tout cela est fort intéressant à signaler, et cela confirme les expériences de Cramer, *qui a vu* ce que Descartes avait deviné, supposé avec son génie immortel. Aussi nous l'admettons, le cristallin change de courbure, ne pourrait-il aussi se déplacer comme l'a dit Hartsoeker. Pourquoi pas ? l'étude de la théorie de la vision est faite et sera toujours à faire. Comment surprendre le dernier mot de la nature, c'est impossible, et ce que nous savons prouve déjà beaucoup en faveur de l'esprit humain. Le dernier mot de la nature, c'est Dieu, et les merveilles de Dieu doivent à chaque instant pénétrer l'homme qui scrute la nature en le rendant humble devant cette éternelle puissance qui se manifeste éternellement.

L'étude du renversement des images au fond de l'œil a été très-bien étudiée, et l'on explique que la vision s'opérant dans la direction des rayons, les objets doivent paraître droits. La vision binoculaire donnant la sensation d'un même objet s'explique aussi par le croisement des fibres des nerfs optiques, et nous ne nous arrêterons pas sur ce sujet. Pour la vision droite, voici du reste l'opinion de Gerdy :

« Quand nous considérons, dit-il, un arbre au milieu
« de la campagne, par la même raison que son pied va
« se peindre à la partie supérieure de notre œil, la
« terre, placée ainsi au dessous de l'axe visuel, va se
« peindre à la partie supérieure ; par la même raison
« qu'il réfléchit son sommet à la partie inférieure, il y
« réfléchit aussi la voûte du ciel. L'arbre n'a donc pas

3.

« changé de rapports avec les objets qui l'environnent ;
« il a toujours, dans le tableau tracé au fond de l'œil,
« ses racines dans la terre et son sommet dans les nues,
« et, en le voyant dans cette situation, nous le voyons
« tel qu'il est réellement, et nous ne pouvons le voir au-
« trement. Il faudrait, en effet, pour le croire renversé,
« que l'esprit lui-même le renversât les racines en l'air,
« et la cime dans la terre, car être renversé pour nous,
« c'est avoir tournées vers le ciel les parties qui tenaient
« à la terre ou qui la regardaient. Or l'esprit ne peut le
« voir ainsi, puisqu'il n'en trouve l'image ni dans la
« nature ni dans l'œil.

. « Ainsi donc, tous les objets étant renversés dans notre
« œil, ils ne changent point de rapports les uns avec les
« autres, et, en les voyant comme ils sont, nous les
« voyons comme nous devons les voir les uns par rap-
« port aux autres. Les uns par rapport aux autres? oui..;
« mais par rapport à nous ? oui, encore. En effet, nous
« voyons les objets dans la direction des rayons lumi-
« neux à leur entrée dans l'œil, et l'expérience prouve
« que l'esprit les place toujours au bout de ce rayon pro-
« longé jusqu'à eux, lors même qu'il est réfracté avant
« d'arriver à nous. .   .   .   .
«   .   .   .   .   , ...
«   .   . *Ainsi donc, voyant les objets dans la direction*
« *des rayons lumineux, au moment qu'ils arrivent à*
« *l'œil, nous devons les voir en haut, lorsqu'ils sont*
« *peints dans nos yeux par des rayons descendants, et*
« *en bas, lorsque leurs images sont réfléchies par des*
« *rayons ascendants.* »

Cette explication du phénomène, dit Charles Chevalier, est conforme à celle émise par Képler lorsqu'il découvrit et donna, en 1600, la véritable théorie de la vision [1], qui avait déjà exercé plusieurs illustres physi-

______

[1] **Paralipomène sur Vitellion.**

ciens, tels qu'Euclide, Ptolémée, **Alhazen,** et en dernier lieu J.-B. Porta.

Descartes chercha à rendre la solution du problème plus sensible, en supposant qu'un aveugle tient dans ses mains deux bâtons croisés appliqués par leurs extrémités libres sur les points supérieur et inférieur d'un objet. S'il pousse le bâton inférieur, il jugera qu'il agit sur le point supérieur de l'objet, et sur le point inférieur, s'il pousse le bâton supérieur [1].

L'étude du redressement des images est toute psychologique, c'est l'âme qui voit, et qui voit dans la direction du rayon réfracté, ce qui redresse nécessairement les objets. — On doit donc admettre ce que dit Descartes, dans sa *Dioptique :* [2]

« Premièrement, à cause que c'est l'âme qui voit, et non pas l'œil, et qu'elle ne voit immédiatement que par l'entremise du cerveau; de là vient que les frénétiques, et ceux qui dorment, voyent souvent ou pensent voir divers objets qui ne sont pas pour cela devant les yeux. »

Descartes explique aussi, dans son *Traité de l'homme,* comment on se fait l'idée des objets que l'on voit; sa description curieuse nous a semblé pouvoir intéresser nos lecteurs, et l'hypothèse de Descartes est, comme on va le voir, on ne peut plus ingénieuse et singulière.

« Mais afin que ces détours ne vous empêchent pas aussi de voir clairement comment cela sert à former les idées des objets qui frappent les sens, regardez en la figure ci-jointe (fig. 32) les petits filets 1, 2, 3, 4, 5, 6,

---

[1] Il est facile de s'assurer du renversement de l'image au moyen des yeux de lapin ou de pigeon blancs, extraits avec précaution de l'orbite. Si l'on tourne un de ces yeux vers un point éclairé, on verra l'image renversée peinte sur la partie postérieure de l'organe.

[1] Aristote a dit, c'est l'esprit qui voit et non l'œil.

et semblables qui composent le nerf optique, et sont étendus depuis le fond de l'œil 1, 3, 5, jusqu'à la superficie intérieure du cerveau 2, 4, 6. Et pensez que ces filets sont tellement disposés que si les rayons qui viennent par exemple du point A de l'objet, vont presser le fond de l'œil au point 1, ils tirent par ce moyen le filet 1, 2, et augmentent l'ouverture du petit tuyau marqué 2, et tant de même que les rayons qui viennent du point B, augmentent l'ouverture du petit tuyau 2, et ainsi des autres. En sorte que, comme les diverses façons des points 1, 3, 5, sont pressées par les rayons,

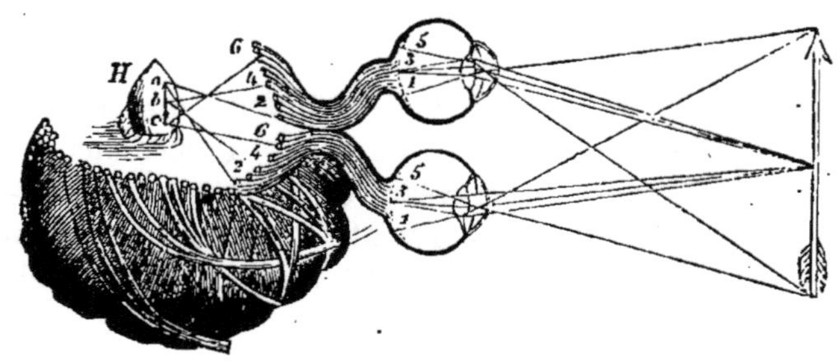

fig. 32.

tracent dans le fond de l'œil une figure qui se rapporte à celle de l'objet A B C, ainsi qu'il a été dit ci-dessus. Il est évident que les diverses façons dont les petits tuyaux 2, 4, 6, sont ouverts par les filets 1.2, 3.4, 5.6, ils la doivent aussi tracer en la superficie intérieure du cerveau.

« Pensez après cela que les esprits qui tendent à entrer dans chacun des petits tuyaux 2, 4, 6, et semblables, ne viennent pas indifféremment de tous les points qui sont en superficie de la glande H', mais seulement de quelques-uns en particulier, et que ce sont ceux qui viennent,

---

' Cette glande, dont parle Descartes, et à laquelle il fait concourir toutes les sensations, est la glande pinéale.

par exemple du point *a*, de cette superficie, qui tendent à entrer dans le tuyau 2, et ceux des points *b* et *c*, qui tendent à entrer dans les tuyaux 4 et 6, et ainsi des autres.

« En sorte qu'au même instant que l'ouverture de ces tuyaux devient plus grande, les esprits commencent à sortir plus librement et plus vite qu'ils ne faisaient auparavant, par les endroits de cette glande qui les regarde, et que comme les diverses façons dont les tuyaux 2, 4, 6 sont ouverts, tracent une figure qui se rapporte à

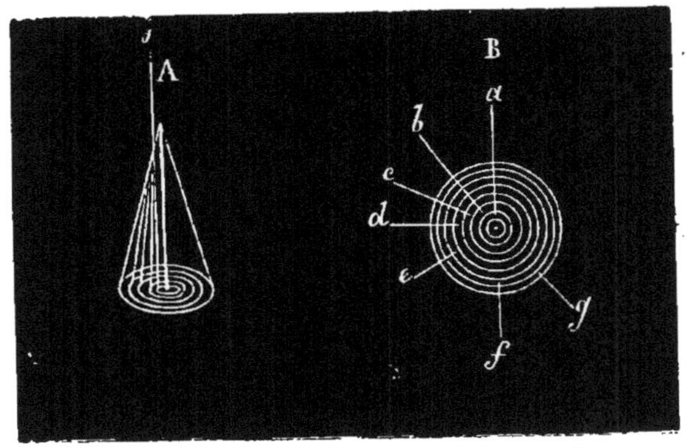

Fig 33.

celle de l'objet A B C, sur la superficie intérieure du cerveau ; ainsi celle dont les esprits sortent des points *a*, *b*, *c,* la tracent sur la superficie de cette glande. »

Cette curieuse définition de l'immortel philosophe est traitée fort longuement dans son *Traité de l'homme et du fœtus.*

Nous terminerons ce chapitre en décrivent une très-ingénieuse théorie du docteur Galesowski, relative aux organes qui dans la vision président aux couleurs: Les

cône s de la rétine seraient les organes chromatiques.—
En physique, si l'on projette sur un cône de verre A un
rayon de lumière, on obtient un spectre circulaire
tel que celui fig. 33, B. Si la lumière blanche arrive sur
un cône rétinien elle se décomposera , mais comme
les sept couleurs seront impressionnées à la fois, il y
aura production de lumière blanche.

Le docteur Galezowski arrive ensuite à décrire
comment l'altération des cônes, explique que certaines
personnes ne voient que le rouge, le vert, ou bien que
la cécité chromatique se produit. — Cette théorie est fort
ingénieuse et savante et mérite d'être très remar-
quée. (1)

(1) Du diagnostic des maladies des yeux et de la Chromatos-
copie Rétinienne par le docteur Galezowski in 8° chez M. Baillère
19, rue Hautefeuille.

II

DES MALADIES DE L'ORGANE VISUEL. -- DES MOYENS D'Y
REMÉDIER

Des milliers de causes peuvent amener le trouble visuel, et les phénomènes qui se présentent ont fait donner divers noms aux affections qui en résultent. Nous
allons les examiner, puis nous aurons occasion de décrire celles qui sont le plus intéressantes.

Ainsi, dans les *amauroses*, la vue s'éteint par degrés,
si, lors de son début *(amblyopie)*, on ne l'arrête pas
par des soins empruntés à la thérapeutique. Dans certains cas (certaines *choroïdites)*, l'œil présente à l'intérieur des désordres éminents, et la vision est cependant
peu altérée. D'autres fois, on n'aperçoit pas de désordres
pathologiques, et la vision devient presque nulle au bout
d'un instant *(asthénopie, kopiopie)*. Le trouble visuel le
plus répandu est celui qui empêche de voir les objets distants, et qui permet de distinguer ceux rapprochés *(myopie)*, ou bien celui dont les effets sont contraires, *(presbyopie)*. Souvent on perçoit les lignes verticales, tandis
que celles horizontales sont troubles, ou *vice versa*. (Astigmatisme).

Il peut arriver aussi qu'une portion d'un corps est vue
plus lucidement qu'une autre *(méropie)*, ou encore qu'une
partie d'un corps est seule bien perçue, les autres étant

couvertes d'un voile obscur *(hémiopie)*. Souvent, dans certaines amauroses, on ne voit bien qu'en penchant la tête *(visus obliquus)*, souvent aussi une barre semble cacher les objets *(visus trabecularis)*. Les yeux sont souvent différents *(assymétropie)*.

Quelquefois on aperçoit des taches fixes, par rapport à l'axe visuel *(scotopsie)* ; tantôt ces taches sont passagères ou volantes, *(myodopsie, myodésopie, imaginations de Maître-Jan, berlue de Sauvages)*, comme cela arrive au début de la cataracte, tantôt aussi ce sont des corps lumineux que l'on aperçoit *(photopsie)*.

Lorsque la lumière fatigue et irrite l'organe visuel, on désigne cette affection sous le nom de *photophobie,* et lorsque la lumière vive facilite la vision, on appelle cela *photolimie.*

Les objets peuvent aussi être aperçus avec d'autres couleurs que celles qu'ils possèdent *(chrupsie)*. On peut aussi les voir à travers un treillage *(visus reticulosus)*.

Parfois la vue des objets est défigurée *(métamorphopsie)*. Souvent la vision est double *(diplopie)* ou encore multiple *(polyopie)*. On peut aussi voir les objets plus grands *(mégalopie)*, ou plus petits *(micropie)*. Dans certains cas, on possède la vision perçante *(oxyopie)*. Souvent on ne juge pas des couleurs *(Daltonisme.)* Toutes ces affections de la vue arrivent dans le cours de certaines maladies ou dans certaines circonstances pour lesquelles il faut avoir recours aux gens de l'art les plus expérimentés.

Le *strabisme* ou vue louche consiste dans un manque d'harmonie des axes visuels ; ainsi si la personne louche veut regarder un objet, il arrive que l'un des yeux prend une direction contraire à celle qu'il devrait prendre. C'est ici un cas de *strabisme simple*, mais s'il arrive, lorsque les deux yeux sont ouverts, que la déviation s'empare plutôt de l'un que de l'autre, suivant que le malade se sert de tel ou tel œil, le *strabisme* est dit *alternatif.*

Le strabisme peut être *convergent* ou dirigé du côté du

nez, *divergent* lorsque l'œil se dirige en dehors ; frontal
(sursum), quand l'œil est tourné en haut ; inférieur
(deorsum), lorsqu'il se dirige en bas ; on a vu aussi, mais
rarement, le strabisme horrible *strabismus horrendus)*,
dans lequel un des globes est entraîné vers le front et
l'autre vers la joue.

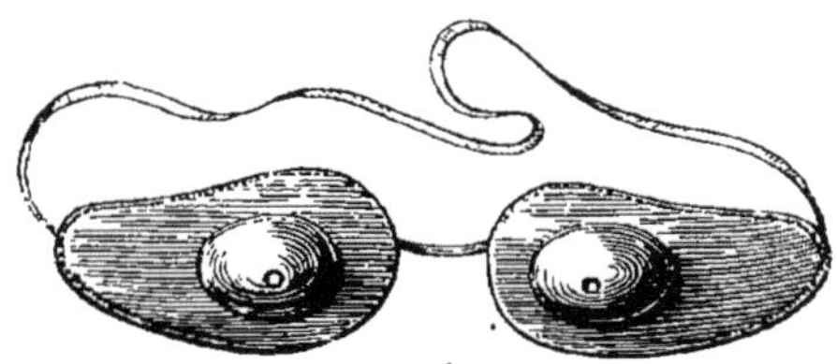

Fig. 34.

Les causes du strabisme sont très nombreuses, aussi
nous ne pouvons les examiner ici. Son traitement consiste dans l'usage des louchettes dans un exercice
approprié, dans le traitement médical et dans l'opération.

Afin de remplacer les louchettes (fig. 34), les lunettes

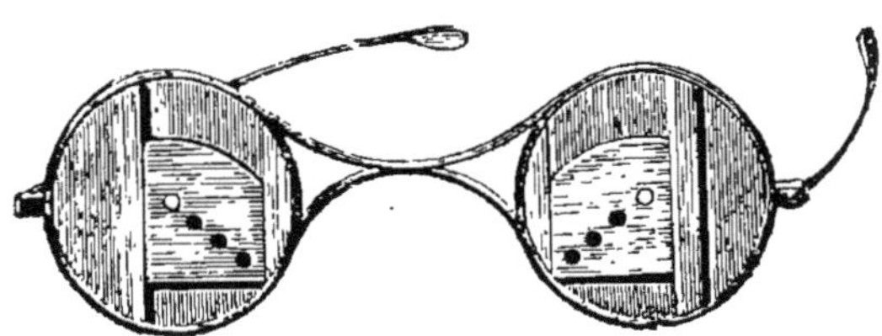

Fig. 35.

à pinnules. inventées par Vincent Chevalier, nous avons
imaginé une nouvelle lunette antistrabique (fig. 35) qui
permet de graduer à volonté l'ouverture donnant passage aux rayons lumineux, de façon à forcer graduellement le malade à avoir une vision centrale. Ce moyen
réussit souvent chez les enfants.

On dispose aussi des lunettes spéciales pour le strabisme. Ainsi, si l'on veut corriger un strabisme convergent de l'œil droit, on masque l'œil gauche avec un verre noir A (fig. 36), et on noircit par moitié le verre de droite, comme je l'ai figuré en B ; de cette façon, l'œil est forcé de regarder en dehors. Cette tension peut, chez de jeunes sujets, surtout au début d'un léger strabisme, améliorer l'état de la vue strabique. Les louchettes proprement dites ne doivent pas être employées, car elles congestionnent l'œil.

Le strabisme réclame toujours l'examen d'un docteur oculiste.

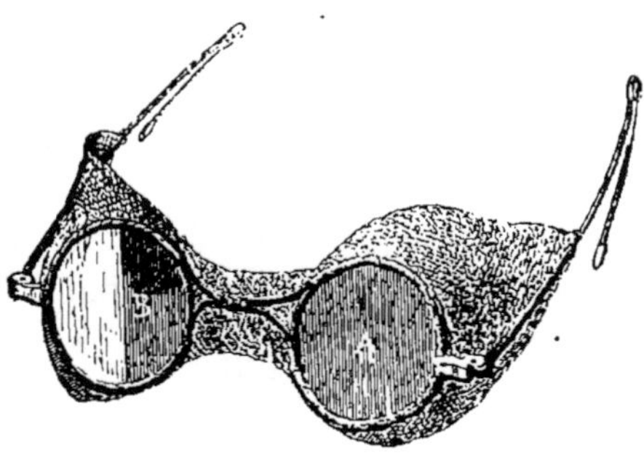

Fig. 36.

Parlons maintenant de la diplopie ou *vue double*. Dans la diplopie, on voit deux objets au lieu d'un. On distingue la *diplopie binoculaire*, lorsqu'il y a perception de deux objets avec les deux yeux, ou *diplopie unioculaire*, si les deux objets sont perçus avec un seul œil.

La diplopie provient de la paralysie d'un des muscles de l'œil. Cette affection se traite à l'aide de moyens thérapeutiques, et par l'emploi des *verres prismatiques*.

La myariase est la dilatation exagérée et permanente de la pupille. Cette maladie peut exiger un traite-

ment médical auquel on associe souvent l'emploi de lunettes composées de plaques noircies et percées d'un petit trou (fig. 37), ce qui rend la vision nette.

L'affection inverse, qui consiste dans le rétrécissement
exagéré de la pupille, se nomme *myosis*.

Nous indiquerons ici quelques maladies des yeux, les
plus intéressantes. Si l'on veut avoir à ce sujet des don-
nées étendues, il faudra lire le savant travail de M. le
docteur Desmarres, celui si parfait de M. Mackensie, les
ouvrages si intéressants de MM. les docteurs Fano, Galezowski, Meyer, etc.; alors on pourra avoir une idée
complète des maladies des yeux.

Chacun sait que certaines personnes sont atteintes de
filaments qui semblent voltiger devant les yeux. Cette

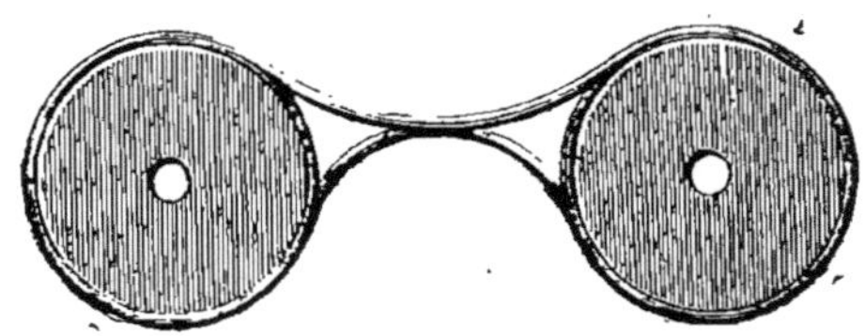

Fig. 37.

maladie bien étudiée aujourd'hui se nomme *myodopsie*.
D'autres fois, ce sont des taches noires *(scotomes)*. Ces
derniers symptômes sont plus graves et nécessitent l'examen d'un docteur.

L'*héméralopie* est une singulière maladie qui fait que
l'on ne voit bien que le jour.

L'héméralopie est une maladie de la rétine ; il semble
que cette membrane, devenue paresseuse, ait besoin d'être
stimulée par la grande lumière du jour pour pouvoir
fonctionner. Les causes de cette maladie sont : l'habitation dans des lieux humides, dans le voisinage des ma-
rais, l'impression du froid, de la lumière trop vive, etc.

L'héméralope voit parfaitement le jour, mais dès que le

soleil disparaît, la vue se couvre d'un nuage, ou même se trouve complètement abolie. Nos savants docteurs triomphent de cette maladie par un traitement général, l'usage des purgatifs, vomitifs, etc.

La *nyctalopie* est le contraire, car ici, la vision se trouve abolie le jour, et, le soir, la vision est assez parfaite. On comprend que les verres colorés peuvent ici être appliqués. La nyctalopie résulte d'une inflammation de la rétine. Dans cette maladie, il arrive souvent que l'on peut lire dans les ténèbres, et que la lueur d'une simple bougie ne peut être supportée.

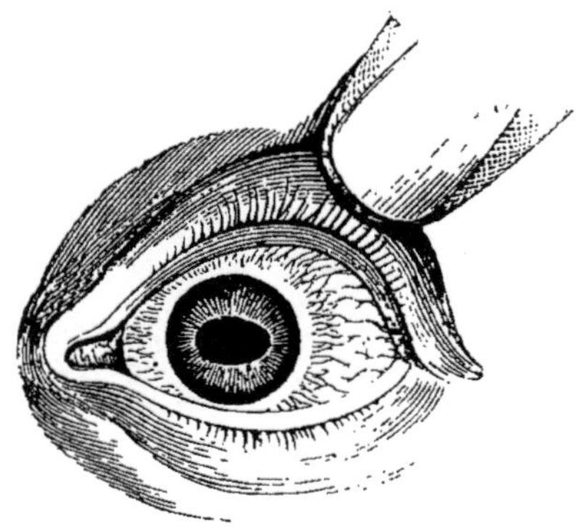

Fig. 58.
Gravure tirée du *Manuel des Maladies des yeux* du Dr Meyer.

L'*achromatopsie* ou *daltonisme* est une singulière affection qui fait que l'on ne peut reconnaître certaines couleurs. Certaines personnes ne voient pas le rouge, d'autres le vert, etc. Des verres colorés complémentaires peuvent être employés. J'ai vu dans le service de M. le docteur Désormeaux, à l'hôpital Necker, une femme qui ne voyait que le rouge ; l'écriture noire n'était pas visible pour elle, mais elle pouvait déchiffrer les lettres rouges. Comme on le voit, cette maladie est fort singulière.

Les *kératites* sont les inflammations de la cornée transparente. Dans cette maladie, la cornée est mate, terne, et offre un aspect singulier. Si on n a recours promptement aux soins d'un docteur, il se forme des épanchements d'une couleur jaunâtre qui finissent par abolir la vision. La kératite ponctuée est causée par une multitude de points situés sur la cornée et dont la perception exige l'emploi de la loupe ; au premier aspect, la cornée semble saine. Cette affection est assez difficile à guérir.

L'*iritis* (fig. 38) est une inflammation de l'iris. Cette affection est on ne peut plus douloureuse ; la lumière ne peut être supportée sans des douleurs atroces. L'iris change de couleur; s'il est bleu, il devient vert ; s'il est brun, il devient roux ; dans certains cas, les vaisseaux de la conjonctive et de la sclérotique s'engorgent et cela devient assez grave. Dans l'iritis chronique, l'iris est décoloré, la lumière est supportée avec peine, la vision perd de sa netteté, la pupille est peu mobile, souvent l'iris se soude à la capsule cristalline, et alors ces complications deviennent sérieuses ; on peut les éviter en se hâtant d'avoir recours au médecin oculiste.

Les *ophthalmies* sont des inflammations de la conjonctive. Suivant leur aspect, on les désigne sous le nom de conjonctivites simple, pustuleuse, granulaire, purulente. Dans la conjonctivite simple, les vaisseaux de la muqueuse sont injectés à un plus ou moins grand degré; il existe de la gêne et de la cuisson ; cette légère affection cède promptement sous l'influence de la médication.

Dans la *conjonctivite pustuleuse*, outre la rougeur, on voit près du bord de la cornée une petite pustule où viennent aboutir les vaisseaux injectés. Dans la conjonctivite granulaire catarrhale, on voit des granulations sous les paupières, et en nombre souvent si considérable qu'elles soulèvent la paupière d'une façon notable.

La *conjonctivite purulente* est fréquente chez les enfants. Un courant d'air froid peut, chez le nouveau-né, déterminer cette horrible maladie. C'est ici qu'il faut recommander aux mères de famille de faire soigner de suite leurs enfants atteints de cette affection, car, faute des soins d'un docteur savant, la vue peut être rapidement perdue pour toujours, et cela se comprendra lorsqu'on saura que, l'inflammation gagnant la cornée, cette dernière se trouvera perforée, détruite, et l'œil se videra, puis les membranes se contracteront de façon à clore l'organe visuel.

Nous ne parlerons pas ici du *compère loriot* ou orgeolet, que tout le monde connaît.

Une affection qui effraye souvent et qui pourtant n'est rien, puisqu'elle cède à des lotions d'eau fraîche, est l'*ecchymose de la conjonctive*, qui arrive après une contrariété, une commotion, et qui consiste en l'injection des vaisseaux, qui prennent une teinte rouge vif.

La *blépharite* consiste dans l'inflammation des glandes de Meibomius ; le bord des paupières est rouge; le matin, les yeux sont collés; il y a de la cuisson et de la démangeaison. Il est important, dans cette affection, de détacher les croûtes, qui peuvent amener la chute des cils. On applique le soir des cataplasmes de fécule de riz, puis on lave les yeux sept ou huit fois par jour avec le collyre suivant :

> Borate de soude. . . .   20 centigr.
> Eau. . . . .   100 gr.

Quand l'affection commence à se passer, on peut appliquer un peu de pommade Farnier.

L'*œdème des paupières* consiste dans leur boursoufflement, sans accompagnement de rougeur. Rien n'est plus bénin que cette maladie.

L'*ectropion* est le renversement des paupières en dehors; lorsqu'elles sont renversées en dedans, la maladie prend le nom d'*entropion*.

Le *trichiasis* (fig. 39) est le renversement des cils en

dedans, il peut amener des inflammations rebelles, et souvent le *chalazion*, qui est l'hypertrophie des folli-cules du cartilage palpébral.

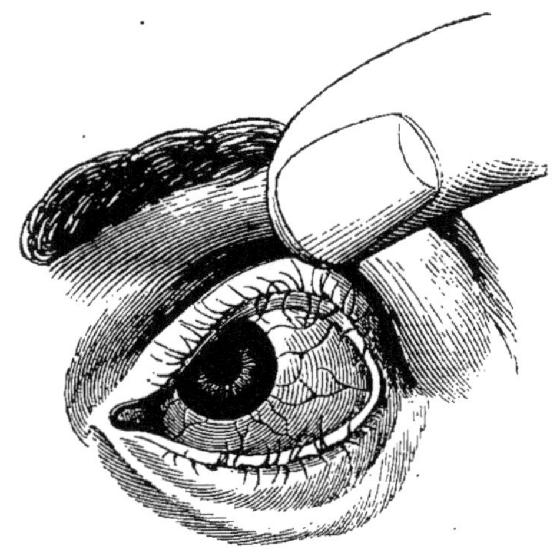

Fig. 39.

Le *symblépharon* est une simple affection caracté-risée par l'adhérence des paupières et de la sclérotique. Ici, une petite opération est de rigueur.

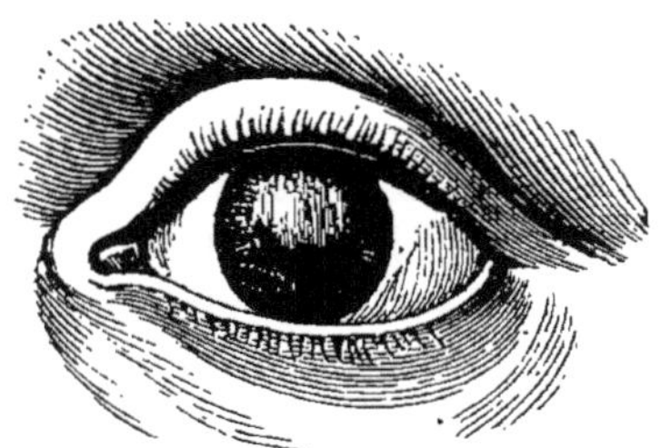

Fig. 40.

Les *taies de la cornée* arrivent souvent après les ké-ratites. Lorsque la vision est affaiblie, il peut exister un *nuage;* alors la taie est simple. Si la taie est plus opaque (fig. 40), on la nomme *albugo* Lorsque l'opacité est complète, cela s'appelle *leucoma* ou *leucome*. On emploie pour les taies de la cornée la lunette sténopéique de Donders, qui sert à limiter les endroits restés transparents dans la cornée ; de cette façon, la vision est plus parfaite. Dans cette lunette, un petit cône peut se mouvoir et se fixer ; on place le petit cône en face des parties restées transparentes.

Le *cercle sénile* ou *gérontoxon* est un cercle opaque qui se trouve sur la cornée, vers la sclérotique. Cette opacité se trouve chez tous les vieillards, et ne nuit pas à la vision.

L'*hémiopie* est une singulière affection qui fait qu'on ne voit que la moitié des objets ; la paralysie est alors partielle. Cette maladie est guérissable si on se hâte de voir un docteur. La *fistule lacrymale* résulte du rétrécissement ou de l'oblitération du canal nasal. L'opération est toujours nécessaire, car cette affection est fort incommode.

Les mouches volantes (*myodésopie*) ou filaments qui semblent voltiger devant les yeux font le désespoir d'un grand nombre de personnes (fig. 41). Elles affectent diverses formes et se meuvent lorsque l'on tourne les yeux. Ces mouches tiennent souvent à de petits corpuscules situés dans les liquides de l'œil, et il est souvent difficile de les faire passer.

Il existe aussi des mouches fixes qui ne changent jamais de position, mais qui bougent aussi souvent que se meuvent les yeux. Elles tiennent à des congestions des vaisseaux rétiniens, et offrent peu de chances de guérison.

M. le docteur Mackensie, qui a si bien traité cette question, conseille de mettre le malade en garde contre toutes les causes excitantes, telles que l'abus des yeux, les excès de toute sorte, les veilles, l'usage de l'alcool, sous quelque forme et en quelque quantité que ce soit. Les seuls moyens remédiables, cités par Malher,

sont le repos continu des yeux, qui chez certaines personnes a totalement fait disparaître les mouches volantes.

Le célèbre Buffon fut atteint de mouches volantes, et

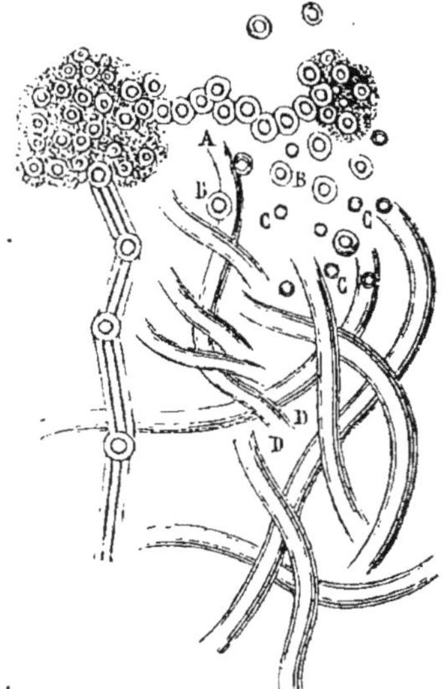

Fig. 41.

en voyait de telles quantités qu'il en fut profondément
effrayé. Il dut se reposer quelques mois, et finit par avoir
le bonheur de voir disparaître ces insupportables filaments

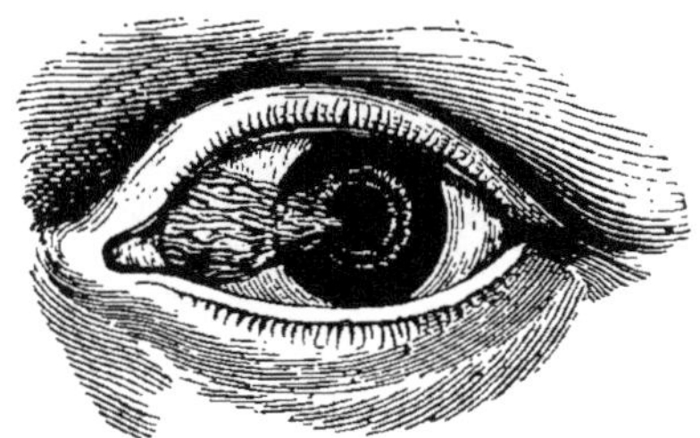

Fig. 42.

Le *pinguécula* est une petite tumeur qui se forme sur
la sclérotique près de la cornée.

La *ptérigion* (fig. 42) est une épaisseur de la conjonctive qui peut abolir la vision en s'étendant sur la cornée.

Le *staphylome* est une tumeur située sous la conjonctive, à la partie antérieure ou postérieure du bulbe visuel. Il est fréquent dans l'hypermyopie.

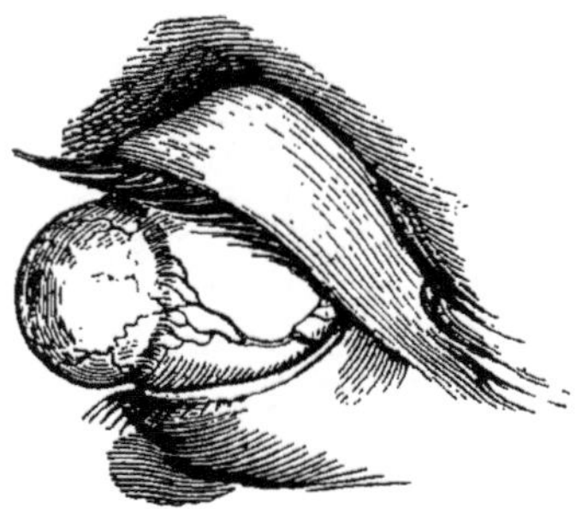

Fig. 43.

On distingue aussi le staphylome de la cornée représenté (fig. 43) dans le traité du docteur Meyer.

Il peut aussi exister le staphylome de la sclérotique nommé *sclérotite*, ainsi que le représente la fig. 44 que

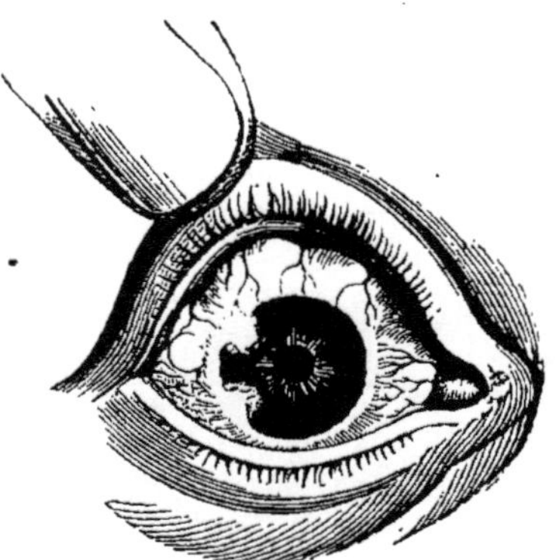

Fig. 44.

nous devons à l'obligeance du docteur Meyer, ainsi que la représentation par la fig. 45 de la *cornée pellucide* ou *conique* qui empêche la vision.

Dans les abcès de la cornée il se forme souvent un

hypopion, c'est-à-dire un dépôt de pus dans la chambre antérieure ainsi qu'on le voit dans la fig. 46.

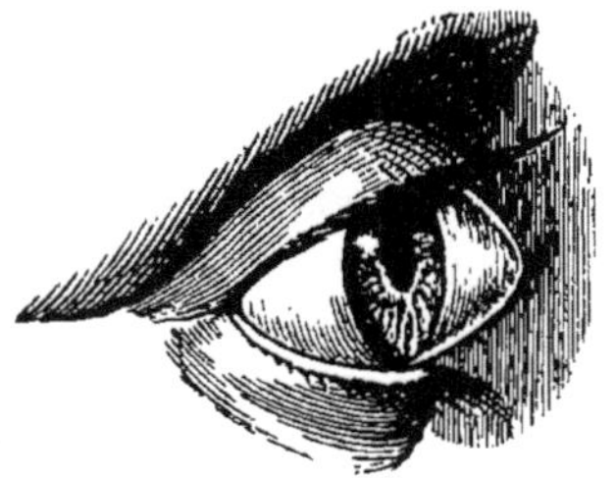

Fig. 45.

La cornée peut aussi se trouver perforée comme cela se voit en A, fig 47.

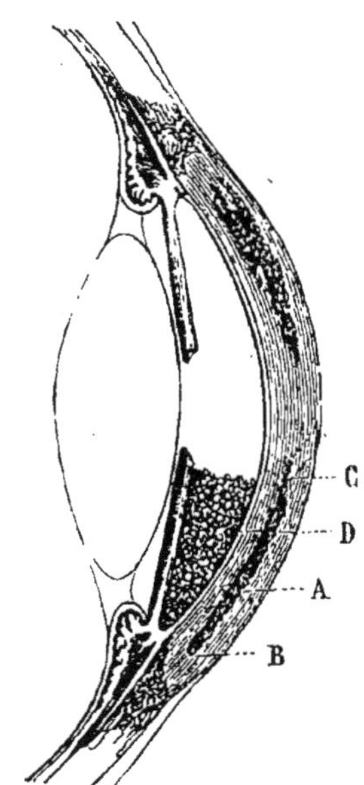

Fig. 46.

A. Pus entre les lèvres de la cornée. B, C. Ses limites.
D. Pus dans la chambre antérieure.

Nous dirons aussi qu'il peut se développer des animaux dans l'œil, témoin les *cysticerques du corps vitré*, que nos docteurs ont eu assez souvent l'occasion d'extraire, et dont ils ont donné des figures tout à fait exactes.

Relativement aux affections visuelles, on peut considérer deux sortes distinctes de traitement, celui *optique* et celui *médical*.

Le traitement optique appartient au médecin oculiste et à l'opticien savant; le traitement médical, comme son nom l'indique, appartient tout entier au médecin. *On ne saurait donc trop prendre de soins relativement au choix de l'opticien et du médecin.*

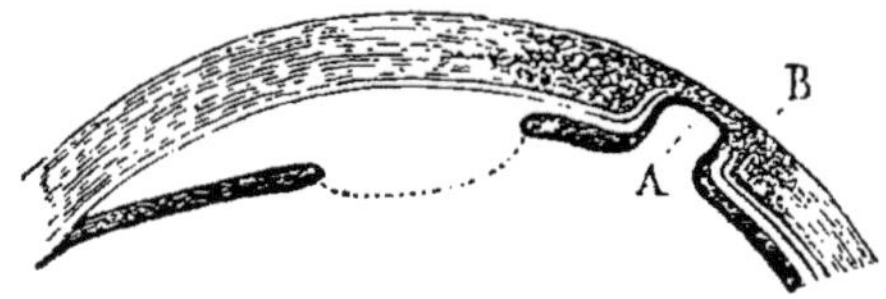

Fig 47.

Il est une chose qu'une foule de personnes ignorent, c'est qu'aujourd'hui la médecine a fait relativement aux maladies des yeux, un immense progrès, grâce à l'ophthalmoscope, instrument par excellence, et que nous avons déjà décrit. Aujourd'hui, on peut le dire, les maladies des yeux sont bien étudiées et les succès de nos médecins sont nombreux. Parmi les oculistes français dont les travaux sont remarquables, nous citerons MM. Desmarres, Magne, Sichel, Follin, Cusco, Fano, Giraud-Teulon, Javal, et parmi les oculistes étrangers résidant à Paris MM. les docteurs Galezowski, Liebrich, Wecker.

Nous allons maintenant donner un dictionnaire abrégé des diverses affections visuelles.

Achromatopsie. Impuissance à distinguer les couleurs.

Albugo. Opacité de la cornée au deuxième degré.

Amaurose. Paralysie de la rétine.

Amblyopie. Diminution de la sensibilité de la rétine.

Anchyloblépharon. Adhérence des paupières par leurs bords.

Asthénopie. Faiblesse de la vue.

Blépharite. Inflammation des paupières.

Blépharoptose. Chute de la paupière supérieure.

Blépharospasme. Spasme des paupières.

Cataracte. Opacité du cristallin ou de la capsule.

Chalazion. Petite tumeur de la paupière.

Chemosis. Bourrelet de la conjonctive autour de la cornée.

Chrupsie. Vision colorée.

Collyre. Remède pour l'œil.

Colomba. Fente des paupières ou de l'iris.

Dacryoadénite. Inflammation de la glande lacrymale.

Dacryocystite. Inflammation du sac lacrymal.

Dacryoma. Larmoiement.

Diploplie. Vision double.

Distichiasis. Cils mal dirigés, formant une double rangée de cils.

Ectropion. Renversement de la paupière en dehors.

Encanthis. Hypertrophie de la caroncule lacrymale.

Entropion. Renversement de la paupière en dedans.

Épiphora. Larmoiement par excès de sécrétion lacrymale.

Gérontoxon. Cercle sénile.

Glaucome. Apparence verdâtre derrière la pupille.

Héméralopie. Cécité nocturne.

Hémiopie. Affection dans laquelle on ne voit que la moitié des objets.

Hydrophthalmie. Hydropisie de l'œil.

Hypopyon. Pus dans la chambre antérieure

Iridauxesis. Épaississement de l'iris.

Kératite. Inflammation de la cornée.

Kératocèle. Hernie de la cornée.

Logophthalmos. Raccourcissement des paupières.

Leucome. Opacité de la cornée.

Luscitas. Déviation fixe de l'œil.

Madarosis. Chute des cils.

Marmaryge. Étincelles devant les yeux.

Métamorphopsie. Déformation des objets.

Micropie. Diminution de la grandeur des objets.

Mydriase. Dilatation de la pupille.

Myodésopie. Mouches volantes.

Myosis. Rétrécissement de la pupille.

Myotomie. Opération du strabisme.

Nyctalopie. Cécité diurne.

Nystagmus. Oscillation du globe.

Onyx. Pus dans la cornée.

Ophthalmie. Inflammation de l'œil.

Ophthalmoptose. Globe de l'œil immobile par paralysie des muscles.

Oxyopie. Vue perçante.

Pannus. Épaississement de la conjonctive cornéale.

Photophobie. Intolérance de la lumière.

Photopsie. Apparition de lumière.

Pinguécula. Petite tumeur sur le blanc de l'œil.

Ptérygion. Épaississement triangulaire de la conjonctive.

Ptosis. Chute de la paupière supérieure.

Rétinite. Inflammation de la rétine.

Scotome. Taches obscures devant la vue.

Staphylome. Saillie d'une partie du globe.

Stillicidium. Larmoiement par obstruction des conduits lacrymaux.

Strabisme. Loucher.

Symblépharon. Adhérence des paupières au globe.

Synéhisis. Ramollissement du corps vitré.

Synéchie. Adhérence de l'iris au cristallin ou à la cornée.

Trichiasis. Inversion des cils.

Xérosis. Sécheresse de l'œil.

III

LA PRESBYOPIE OU VUE LONGUE.

Il existe un état particulier de l'œil connu de tout le monde, c'est *la presbytie* ou *presbyopie*.

Dans la presbytie, les rayons, après s'être entrecroisés, vont former en F (fig. 48) l'image des objets. En plaçant devant l'œil une lentille convergente, on compense l'al-

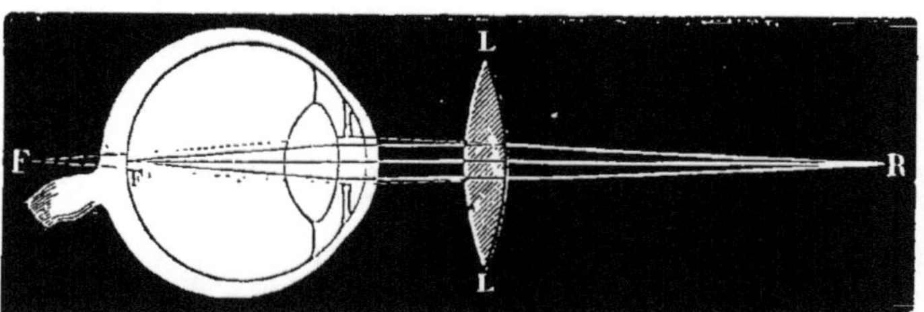

Fig. 48.

tération, et l'image va se former sur la rétine F', ce qui procure la vision distincte.

Aujourd'hui, on admet que la cause de la *presbyopie* réside dans l'endurcissement du cristallin qui, ne se prêtant plus à l'action du muscle ciliaire, modifie l'accommodation. On admet aussi que l'œil peut se raccourcir dans son diamètre antéro-postérieur, ce qui empêche la vision nette pour les objets rapprochés ou éloignés. C'est l'œil *hypermétrope*, ainsi dénommé par Donders.

Pour nous, nous pensons que la presbyopie peut avoir pour cause l'endurcissement du cristallin, le raccourcissement du globe oculaire, la diminution de réfringence dans les milieux, et une *certaine diminution dans la sensibilité rétinienne.*

Nous pensons aussi que les divers degrés dans les causes précitées amènent un état de presbytie différente, et constituent pour nous *la presbytie faible, la presbytie moyenne, la presbytie forte ou hyperpresbyopie.*

PRESBYTIE OU PRESBYOPIE FAIBLE

(1er *degré*)

Vision possible à 30 centimètres, plus nette à 40 ou 45 centimètres. Dans tous ces cas, vision pénible et plus ou moins confuse suivant le degré. Cet état est complétement amélioré par l'emploi de verres convexes *ad hoc.* — Vision nette des objets éloignés rendue généralement fatigante par l'emploi des verres positifs faibles. — Pour ce degré, on emploie les verres des nos 48 à 20. — Le presbyte au premier degré peut déterminer une distance de vision distincte pour les objets rapprochés. Dans cet état, les rayons parallèles ou peu divergents forment une image nette sur la rétine. Les verres convexes troublent donc la vision des objets éloignés, mais ils améliorent la vision des objets rapprochés, car les rayons très-divergents formeraient leur image au delà de la rétine.

PRESBYTIE MOYENNE, HYPERMÉTROPIE OU HYPEROPIE OU HYPERPRESBYOPIE COMMENÇANTE.

(2e *degré*)

Vision plus ou moins confuse ou impossible à 30 centimètres, et pour les objets rapprochés suivant le degré. — Vision assez nette pour les objets éloignés, mais notablement améliorée par l'emploi des verres convexes. — A ce degré on emploie pour les objets rapprochés les verres des nᵒˢ 18 à 12. — Le presbyte au deuxième degré peut à peine ou ne peut déterminer une distance de vision distincte pour les objets rapprochés. — A partir du nᵒ 12, la lumière faisant défaut, il approche les caractères plus près que la vision normale. Dans cet état, les rayons parallèles ou peu divergents forment des cercles de diffusion plus ou moins prononcés sur la rétine, mais la vision n'est pas trop troublée pour les objets éloignés. Pour les objets rapprochés, la vision est confuse, car l'image se formerait bien au delà de la rétine.

PRESBYTIE FORTE OU HYPERMÉTROPIE COMPLÈTE OU HYPEROPIE OU HYPERPRESBYOPIE.

(3e *degré*)

Vision tout à fait impossible pour les objets à 30 centimètres et pour les objets rapprochés en général. — Vision plus ou moins confuse pour les objets éloignés. — A ce degré on emploie pour les objets rapprochés, les verres des nᵒˢ 11 à 5.

Utilité des verres pour voir de près et de loin, et pour les distances intermédiaires. A ce degré, le presbyte qui veut voir sans verres est obligé d'approcher plus ou moins les objets suivant le degré de son hyperopie.

Dans cet état de la vision, les rayons parallèles et divergents forment des cercles de diffusion sur la rétine.

On croit généralement que la presbyopie (de πρεσβυς vieillard) est l'apanage de vieillesse; cependant, bien qu'elle se montre plus généralement dans un âge avancé et lorsque l'on a, étant jeune, possédé une *vue longue*, elle est aussi très-fréquente chez les jeunes personnes, cela tient sans doute aux habitudes sociales et aux excès malheureusement si répandus aujourd'hui. On ne devra pas confondre la presbyopie avec l'asthénopie, ou fatigue de l'accommodation; plus loin nous traiterons de cette affection, afin que chacun sache bien distinguer ces différentes sortes d'affaiblissement de la vue.

Les causes prédisposantes à la presbyopie sont l'habitation dans les endroits sombres, dans les pays à grands horizons, l'application au travail sur de petits objets quand on possède une vue moyenne, l'usage des loupes, des microscopes et des instruments d'optique. Ainsi Leuwenhœck, Swammerdam, célèbres naturalistes, sont morts presque aveugles. L'immortel Cassini avait perdu la vue : on sait que cet illustre astronome fonda notre observatoire. Arago, Newton étaient presque aveugles sur la fin de leurs jours. Herschell avait aussi la vue affaiblie, car souvent il restait un temps infini l'œil appliqué au télescope, ainsi il regarda neuf heures de suite pour découvrir les satellites d'Uranus.

Les signes de la presbyopie sont faciles à constater : ainsi lorsque l'on veut lire ou regarder de petits objets, il arrive que les lettres ou les choses semblent se confondre, puis alors la confusion augmente, tout paraît trouble; si l'on persiste, on ressent des douleurs dans les yeux, un mal de tête est la conséquence de cet exercice; dans cet état de choses, le presbyte recule instinctivement l'objet qu'il regarde; pour un moment les choses paraissent nettes, puis les symptômes de fatigue recommencent, le larmoiement et la cuisson surviennent, et il faut alors laisser là tout désir de continuer son occupation. Ces symptômes sont, on le voit, très-faciles à reconnaître ; cependant on fera bien, dès qu'on les ressentira, de prendre conseil d'un docteur oculiste ou d'un opticien savant, car le remède est le plus souvent l'emploi de lunettes à verres bombés ou convexes, et il faut prendre les plus grandes précautions pour le choix de la force des verres. Nous avons à ce sujet réservé un chapitre spécial, car on peut positivement perdre la vue en prenant un numéro trop fort ou trop faible.

Les personnes qui éprouvent les premiers symptômes de la presbyopie sont très-alarmées et s'imaginent avoir une affection très-grave. Elles se plaignent de douleurs céphaliques, de troubles visuels intenses, j'en ai vu un grand nombre plongées dans la plus grande désolation. Cependant des verres convexes, bien adaptés, font cesser tous ces symptômes. Si vous interrogez les personnes, elles vous diront qu'elles avaient bien l'idée d'employer des lunettes, mais qu'elles attendaient que les troubles se passent. Fatale erreur, *la presbyopie ne rétrograde pas, elle ne tend qu'à augmenter*. La seule méthode à suivre consiste dans l'emploi de bonnes lunettes choisies par un homme savant et dont l'emploi doit être réglé ainsi que je l'expliquerai tout-à-l'heure.

De cette façon, la presbyopie ne progresse que lentement et suivant la loi fatale de la nature qui fait que les organes s'affaiblissent à mesure que les années s'amassent. Le tout est de ne pas hâter cet affaiblissement, ce qui arrive en tombant dans l'erreur précitée.

C'est surtout à la lumière artificielle que l'on s'aperçoit que la vision est altérée, car presque tous les presbytes peuvent, le matin, lire pendant quelque temps sans fatigue et sans lunettes. Le presbyte a besoin de beaucoup de lumière pour voir nettement ; il est rare que la lumière vive le fatigue, aussi n'a-t-il que peu souvent

recours aux verres teintés. La presbyopie est congénitale, de même que la myopie.

La vue presbyte tend à s'affaiblir, et l'on est forcé de
changer au bout d'un certain temps la force de ses verres;
cependant, si le numéro pris au début est bien choisi, on
peut conserver sa vue très-longtemps au même degré de
force, surtout en suivant les prescriptions que nous indiquerons plus loin. Mais il faut insister à l'égard de la
nécessité de changer les verres aussitôt qu'ils deviendront
trop faibles, ce dont on s'aperçoit par la fatigue qu'ils
causent. On augmente d'un numéro et on maintient sa
vue pendant plusieurs années. Généralement, *et c'est là
l'erreur,* on attend et l'on est obligé d'employer deux
ou même quatre numéros plus élevés. *C'est encore en
suivant cette fausse méthode que l'on se perd la vue.*

Une chose importante à signaler, c'est de ne pas lutter
contre la presbytie lorsqu'elle se fait sentir, car l'obsti-
nation qui porterait à ne pas vouloir se servir de verres
aggraverait l'affection, et tel qui porterait au début le
n° 48 serait obligé de prendre du n° 24, s'il avait lutté
pendant quelques mois.

M. le docteur Mackensie, dans son savant *Traité des
maladies des yeux*, s'exprime ainsi sur ce sujet : « Dans
la presbytie on ne doit recourir ni trop tôt ni trop tard à
l'usage des verres biconvexes. Beaucoup de personnes
nuisent à leur vue en adoptant brusquement l'usage des
verres grossissants avant d'en avoir réellement besoin,
tandis que d'autres, poussées probablement par le désir
de cacher leur âge, s'abstiennent d'y recourir longtemps
encore après l'époque où ils leur auraient été non-seulement d'un grand secours, mais auraient même contribué
à leur conserver la vue. »

M. Mackensie fait encore observer avec beaucoup de
justesse que le presbyte, dont la vue se fatigue vite à la
lumière artificielle, doit autant que possible s'abstenir le
soir de toute occupation qui exigerait une application

soutenue de la part des yeux, telle que, par exemple, l'écriture, la lecture, etc.

Il existe des presbytes comme des myopes, dont la portée de chaque œil est différente ; dans ce cas, on peut porter des verres de différents foyers, mais il faut que la différence soit assez sensible, autrement la vision est moins nette avec des foyers différents qu'avec des foyers semblables. Du reste la plupart des yeux ont une portée égale, et je n'ai pas vérifié cette soi-disant inégalité de portée des yeux que quelques personnes signalent comme une chose générale. J'ai vu souvent des choses fort singulières, ainsi M. J... avait un œil myope et l'autre presbyte au même degré, la vision était très-distincte, l'un compensait l'autre ; sept ou huit années plus tard l'œil presbyte devint myope au même degré que l'autre, et M. J.... fut obligé de se servir du n° 36 concaves pour voir de loin.

La marche de la presbyopie est assez lente, cependant elle peut survenir brusquement chez les enfants et les personnes convalescentes ; on doit alors se garder d'employer les lunettes et prendre conseil d'un docteur oculiste expérimenté. La presbyopie peut tout à coup être remplacée par de la myopie ; cela arrive souvent dans le cours de certaines maladies des yeux, telles que des conjonctivites, etc. ; la maladie passée, la vision redevient telle qu'elle était auparavant.

Lorsque la presbyopie est prononcée, il faudra avoir recours à l'usage de verres d'un foyer pour les objets rapprochés, et d'un autre foyer pour les objets éloignés. Les humeurs de l'œil deviennent en ce cas si peu denses, que même pour les objets éloignés la vision s'opère confusément, les verres de foyers différents sont donc indispensables [1]. La presbyopie forte est aussi

____

[1] On est quelquefois obligé d'avoir un numéro spécial, pour les distances intermédiaires.

nommée *hyperpresbyopie*; elle nécessite un choix attentif du numéro des verres, fait par un docteur oculiste ou un opticien savant.

C'est Descartes qui a indiqué l'usage des verres de foyers différents; dans sa *Dioptrique* il s'exprime ainsi : « Et même il n'est pas besoin de se servir de verres différents à chaque fois qu'on veut regarder des objets un peu plus ou moins éloignés l'un de l'autre, mais c'est assez pour l'usage d'en avoir deux, dont l'un soit proportionné à la moindre distance des choses qu'on a coutume de regarder, et l'autre à la plus grande. »

Lorsqu'on commence à éloigner les petits objets pour les voir, lorsque la lecture devient fatiguante, dès les premiers symptômes on devra cesser tout travail, afin de voir si cette fatigue n'est que passagère. Si les symptômes se renouvellent, il faudra recourir aux verres, qui, dans ce cas, doivent être choisis avec la plus grande circonspection.

Nous indiquerons ici une erreur grossière commise par les marchands de lunettes; c'est la confusion qu'ils font de l'asthénopie avec la presbyopie, erreur fatale qui leur fait délivrer des verres convexes trop puissants, qui finissent par causer des troubles visuels très-prononcés et amener même de l'amblyopie.

Nous avons réservé un chapitre pour l'asthénopie ; on pourra donc se rendre un compte exact de cette affection. Pour signaler les erreurs qui résultent de ce que j'ai cité, il me suffira de dire que j'ai vu bien des personnes asthénopes, auxquelles les n°˙ 80 et 72 étaient utiles, porter les n°˙ 20 et 15, qui leur avaient été délivrés comme parfaits. Au bout de quelque temps, elles reconnaissaient heureusement l'erreur dont elles avaient été victimes.

L'hygiène de la vue du presbyte consiste à ne pas travailler à la lumière artificielle, à reposer souvent ses yeux pendant le travail, en retirant ses lunettes et en regardant les objets environnants, puis au dehors à ne jamais exercer sa vue sur des objets très-éloignés, mais tâcher de porter ses regards sur des objets peu distants. Il est entendu que les verres du presbyte seront d'un numéro mathématiquement approprié, et faits suivant les meilleurs procédés ; de cette façon, le presbyte peut conserver sa vue et garder indéfiniment des verres d'un même numéro.

Si toutefois on ne veut se priver de lire à la lumière artificielle, il faudra suivre d'une manière absolue les prescriptions suivantes : lire une heure au plus, se servir exclusivement d'une lampe alimentée par l'huile et ayant la flamme la plus intense. La lampe sera munie d'un abat-jour et même d'un réflecteur si la presbyopie est très-intense. La lampe sera placée de côté, la flamme au niveau de l'épaule.

Règle absolue.—Il faut beaucoup de lumière au presbyte.

La bougie, le gaz, le pétrole doivent être à jamais bannis, ces sortes d'éclairage étant la source d'un grand nombre de maladies visuelles.

Relativement à la durée du travail, le presbyte devra se rappeler qu'il faut ménager sa vue, car il ne peut malgré l'emploi des verres, se permettre ce qu'une vue normale peut supporter. De toutes façons, il y a affaiblissement réel.

On ne doit se permettre l'usage de deux numéros différents que lorsque la presbyopie est prononcée ; le numéro pour voir de loin sera toujours de moitié plus faible environ que celui pour lire ; à cette règle, il y a peu d'exceptions. Mais on devra, dans la presbyopie légère et moyenne, ne se servir que d'un numéro pour voir les objets rapprochés, pour la lecture, l'écriture, etc. Le même numéro, lorsqu'il est bien choisi, peut servir le jour et le soir, et je ne suis pas du tout d'avis, à moins de cas exceptionnels, de multiplier ainsi les foyers des verres, car si l'on prend un numéro plus fort pour le soir, l'œil s'y accommode, et le numéro qui sert pour le jour devient bientôt trop faible, de là la nécessité de changer les deux numéros, ce qui est loin de fortifier la vue.

Il est facile à l'aide des verres convexes de remédier à la *presbyopie franche*, et si on est guidé par un praticien expérimenté on peut être assuré d'avoir des verres dont la force s'adapte parfaitement à la vue ; en d'autres termes, *la vue presbyte est facile à modifier d'une manière précise à l'aide de verres convexes ad hoc.*

Le presbyte qui fait usage de lunettes appropriées à sa vue doit avoir soin de lire à la distance de trente à trente-deux centimètres au plus ; il doit s'habituer à ne pas s'écarter de cette distance de vision, sous peine d'augmenter sa presbyopie ; cette remarque est de la plus haute importance et empêche de recourir aux numéros plus forts.

On craint souvent de prendre des lunettes dans la crainte de paraître vieux, on craint aussi de ne pouvoir s'en passer en en faisant usage ; à ce sujet, je rappellerai ce que dit Charles Chevalier dans son *Manuel des myopes et des presbytes.*

« On ne manquera pas de nous objecter que lorsqu'on s'est habitué aux lunettes, il devient impossible de s'en passer et que l'on s'est conséquemment affaibli la vue, puisqu'on ne peut y voir sans verres comme auparavant ! Cette objection, si formidable au premier abord, est tout simplement, qu'on nous permette de le dire, une erreur grossière. Que penserait-on d'un individu dont une jambe se trouverait plus courte que l'autre par suite d'un accident, et qui, après avoir fait usage d'une bottine à talon pour éviter la claudication, ôterait sa bottine et se plaindrait de boiter plus fort qu'autrefois, bien qu'en mesurant la jambe, on lui trouvât la même longueur ? Sans aucun doute, on chercherait à lui faire comprendre qu'habitué par l'usage de sa bottine à marcher droit, il a oublié qu'il avait jadis une marche inégale et qu'aujourd'hui, privé de son talon élevé, il lui semble boiter pour la première fois. Il en est de même pour les lunettes. On est myope ou presbyte, on fait usage de verres qui rendent à la vision toute son énergie et quand on dépose momentanément ses lunettes, on redevient myope ou presbyte aussitôt ; mais il existe un terme de comparaison qui fait paraître l'affection bien plus prononcée. Avec un peu de réflexion on comprendrait facilement qu'on trouverait encore de la différence, quand bien même la vue se serait améliorée, car on y verrait toujours mieux avec des lunettes. »

Nous ne saurions trop répéter que l'on peut augmenter la presbyopie, soit en ne faisant pas usage de verres, soit en les prenant trop forts ou trop faibles. *Avec la crainte de prendre des numéros trop forts, on en prend de trop faibles, et la presbyopie fait des progrès rapides. La plupart des personnes sont victimes de cette erreur si généralement répandue.* Nous ne cesserons de le répéter, il faut un numéro mathématiquement choisi, ce qui ne peut être fait que par un homme savant. En dehors de ce précepte, on perd sa vue.

En terminant ce chapitre, nous ne saurions trop insister sur l'avis que nous avons donné précédemment, et qui consiste à ne jamais regarder avec les lunettes choisies pour la lecture, l'écriture, etc., des objets placés au delà de 30 centimètres. Une foule de personnes, en travaillant, négligent cette précaution, et, voulant chercher un objet sur leur bureau, etc., regardent à 50, 60 centimètres, un mètre même. Cette petite manœuvre répétée affaiblit la vue, le numéro adopté pour la lecture ne tarde pas à devenir trop faible ; de là la nécessité de le changer si souvent pour les personnes qui ne savent pas ce que je viens d'indiquer. Inutile d'ajouter que l'on ne doit jamais regarder les objets très-distants et les personnes à qui l'on parle, avec les verres pour la lecture. Tout cela peut être assujettissant ; mais si l'on s'en écarte, on affaiblit sa vue d'une façon notable. *Règle absolue. — Les verres ne rétablissent la vue que pour une distance.*

La cause de cet affaiblissement peut s'expliquer ainsi: le déficit de réfraction étant comblé pour des rayons divergents venant d'un objet que l'œil normal perçoit à 30 ou 32 centimètres, si l'on vient à employer le même verre pour une distance de 40 ou 45 centimètres, par exemple, c'est-à-dire pour des rayons moins divergents, l'image se formera en avant de la rétine, il se produira des cercles de diffusion, le numéro sera trop fort, les objets sembleront plus gros ; par des efforts prolongés, on finira par voir, mais il y aura congestion, et par suite affaiblissement de la sensibilité rétinienne, une sorte d'amblyopie surviendra et forcera bientôt de recourir à des numéros plus forts pour pouvoir lire à la distance normale. Puis on sera obligé de recourir sans cesse à des numéros de plus en plus forts, jusqu'à ce que des lésions se forment.

Les numéros ou foyers doivent être choisis mathématiquement ; ils doivent être *faits exprès*, si on ne les trouve pas dans le commerce. C'est avec ces principes que la question des lunettes sera résolue définitivement au bénéfice de la science et de l'humanité.

On ne saurait vraiment trop insister sur cette question des numéros adaptés spéciaux pour chaque affection. Si il existe un excès ou un défaut de réfraction, il faut pour les corriger, trouver un verre *ad hoc*, mais il ne suffit pas de s'en tenir aux foyers qui existent dans le commerce, il faut les faire faire spécialement comme cela est à chaque instant utile. Si l'on a besoin des n°s 31, 32, 33, 26, 19, etc. Il faut les faire exécuter et se rappeler que l'on peut *soutenir la vue* à l'aide d'une faible graduation. Un presbyte qui débute par le n° 36 peut passer au 34, puis au 32, puis au 30 En suivant cette méthode il conservera sa vue, tandis que par les à peu près généralement employés on ne peut obtenir que de fâcheux résultats. Il devrait être superflu de signaler à ce que je viens d'expliquer, mais cela prouve que la question des lunettes, n'est pas assez connue, n'est pas approfondie. En dehors des règles précitées il n'y a rien d'exact, et nous ne craignons pas de l'affirmer d'une façon positive. *Presque toujours, les verres employés sont mauvais, relativement à la matière, au travail des courbes, et au choix du foyer utile à employer.* Il est facile de remédier à tout cela en concevant l'importance du sujet. Pour nous résumer, nous dirons que la graduation par faibles degrés est non-seulement utile, mais indispensable. Il ne faut pas que les différences excèdent 1 pouce ou 15 millimètres environ, dans les faibles et moyens degrés. Dans les degrés forts des différences de 1 ligne, de 2 à 3 millimètres devront être employées. Au risque de nous répéter, nous dirons encore que chaque individu dont la vue réclame des lunettes, doit avoir un numéro mathématique choisi. Si tel a besoin du 19, tel autre aura besoin du 20, du 21. Et ce n'est pas avec la graduation employée que l'on peut arriver à de bons résultats, car cette graduation, n'a pas été faite exprès pour les besoins de la cause. On s'est servi des *outils existants* on a fait une échelle suivant ces outils, la routine a suivi. Il fallait faire une graduation spéciale et forcer les constructeurs savants et sérieux, à s'occuper de la question au point de vue précité. C'est encore ce qu'il faut, à l'heure où nous écrivons. Espérons que le problème sera bientôt résolu.

Lorsqu'on prend, de prime abord, un numéro trop fort, il y a congestion, puis affaiblissement, la même chose arrivera plus lentement avec un numéro trop faible, car, dans les deux cas, il se forme des cercles de diffusion et la vision ne s'opère qu'à l'aide d'efforts.

L'important, à l'égard du choix du numéro, c'est de

se rappeler qu'il ne doit être ni trop fort ni trop faible ; dans les deux cas, la vue s'affaiblit comme nous l'avons dit. Sous aucun prétexte, on ne devra se servir de verres colorés. — La raison en est simple. — Le presbyte a besoin de beaucoup de lumière. — Il est absurde de chercher à l'atténuer.

La forme des verres pour le presbyte n'est pas indifférente ; et, à ce propos, je dirai que, dans la presbyopie faible et moyenne, on devra prescrire des verres *périscopiques*, et que dans l'hypermétropie, on devra prescrire ceux *isocèles ;* car, dans cette dernière affection, il y a souvent, pour ne pas dire toujours, une diminution de sensibilité rétinienne, et *le verre isocèle a plus d'action visuelle que le verre périscopique*, qui disperse plus les rayons. Le verre isocèle concentre plus que le périscopique, en raison de son défaut, de sa plus grande aberration sphérique.

L'expérience le prouve ; donnez un numéro — périscopique et un numéro — isocèle à un presbyte, il préférera le verre *isocèle*. Le docteur Fano nomme la presbytie forte *amblyopie sénile*. Cette dénomination est fort juste.

L'œil presbyte armé des verres convexes a retrouvé une accommodation relative qui décroît avec l'augmentation de la presbyopie. Du reste les lunettes n'étant bienfaisantes que pour une distance, la question de l'accommodation n'est utile qu'au point de vue scientifique. Cependant nous ajouterons d'après nos observations particulières que cette accommodation marche de pair avec la sensibilité rétinienne, si un jeune sujet est atteint d'une hyperprespyopie au n° 8 il pourra avoir avec ces verres une accommodation de 30 à 40 ou 45 centimètres, ce qui n'arrivera pas si le sujet a déjà atteint l'âge de 45 ou 50 ans. Dans le premier cas, il y a diminution de réfringence des milieux, diminution dans le diamètre antéro-postérieur, mais la rétine est intacte, dans le deu-

xième cas il y a diminution de sensibilité rétienne
et l'accommodation est très-restreinte.

C'est ce qui explique les différences d'accommodation
dans la presbyopie, cela tient à la plus ou moins grande
sensibilité rétinienne, qui peut de cette façon s'apprécier
d'une manière assez parfaite. Cette accommodation est
variable pour chaque hypermétrope.

Comme nous l'avons vu on a besoin de différents
foyers dans la presbyopie forte et on pourra se servir des
lunettes à la Franklin qui s'exprime ainsi sur ce
sujet :

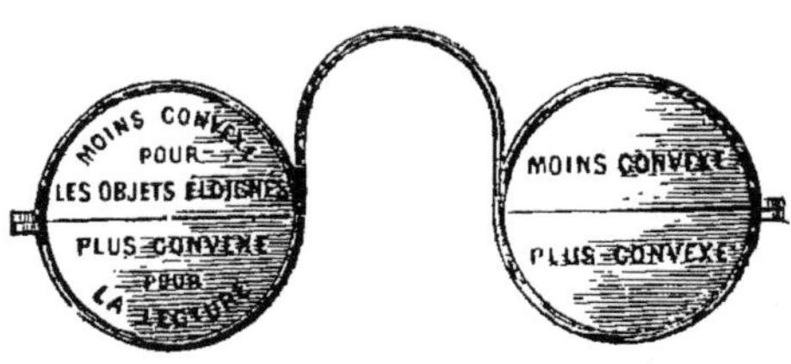

Fig. 49.

« On conviendra généralement, je suppose, que la
convexité propre à la lecture ne peut convenir pour voir
à des distances plus éloignées. J'avais donc d'abord deux
paires de lunettes que je changeais suivant l'occasion,
parce qu'en voyageant, tantôt je lisais et tantôt je regar-
dais le pays. Trouvant ce changement ennuyeux et ne
pouvant presque jamais le faire assez promptement, je
fis couper les verres et réunir dans la même monture
une moitié de chacun des deux ainsi qu'il suit (fig. 49).
Par ce moyen, comme je porte constamment mes lunettes, je n'ai qu'à lever ou baisser les yeux selon que
je veux voir de loin ou de près. Je trouve cela d'autant
plus commode depuis mon séjour en France, que les
verres qui me conviennent le mieux à table pour voir

ce que je mange ne peuvent me servir à voir les figures
des personnes qui me parlent de l'autre côté de la table,
car lorsque l'oreille n'est pas bien accoutumée aux sons
d'une langue, le mouvement de la physionomie de celui
qui parle aide à comprendre; ainsi je comprends mieux
le français grâce à mes lunettes. »

Cette disposition si utile à tout le monde est surtout
précieuses pour les peintres myopes qui ne sauraient co-
pier un paysage sans faire usage de lunettes à la Franklin. On a encore imaginé pour les artistes d'enlever un
segment du cadre qui contient le verre (fig. 50), de telle
sorte qu'en plaçant les lunettes dans un sens, on peut
voir facilement par-dessus les cadres, et par-dessous en
les retournant en l'envers; on peut par ce moyen appli-

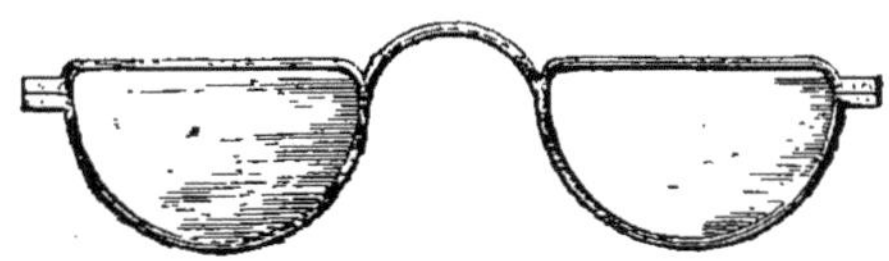

Fig 50.

quer cette innovation aux myopes comme aux presbytes. Pour que les lunettes à double foyer remplissent
le but qu'on se propose, il ne faut pas les construire
comme le font certains fabricants, qui se contentent de
couper un verre en deux parties dont ils forment les deux
segments de chaque cercle. En suivant ce procédé, on
est assuré de faire constamment de très-mauvaises lunettes. Chaque segment des besicles à la Franklin doit
être taillé dans un seul verre, de telle manière que le
centre optique se trouve au centre du segment; ainsi,
ces lunettes ont quatre axes, deux pour les segments supérieurs, deux pour les inférieurs.

Nous terminerons ce chapitre en disant que M. Elking-
ton a fait subir aux besicles à la Franklin une modi-

fication assez utile; les deux segments forment en se rencontrant un angle plus ou moins ouvert et l'axe optique vient toujours couper la surface du verre à angle droit (fig. 51).

Résumé. — 1° Il faut prendre le numéro pour lire ou travailler mathématiquement approprié, *ni trop fort, ni trop faible.*

2° Il faut s'en servir pour la distance maximum de 30 à 32 centimètres, *et ne jamais regarder au delà. Cette remarque, qui n'est pas signalée, est de la plus haute importance, car en s'écartant de ce précepte, on s'altère promptement la vue.*

3° Un seul numéro suffit pour le jour et le soir.

4° Les presbytes ne doivent pas porter de verres co-

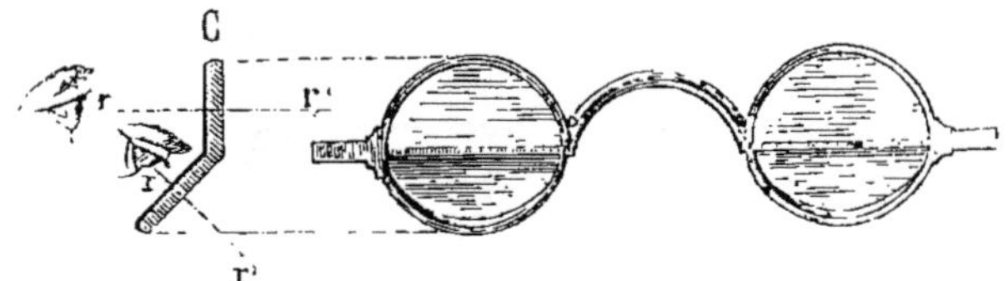

Fig. 51.

lorés, car ayant besoin de beaucoup de lumière pour voir, si vous affaiblissez cette lumière, il faudra augmenter le numéro.

5° Les presbytes doivent très-peu lire le soir..

6° Les verres doivent être périscopiques ou isoscèles suivant les cas.

7° Les numéros pour lire, à partir du n° 14 environ, nécessitent d'avoir pour des distances intermédiaires des numéros plus faibles. Ainsi si un hyperpresbyope lit à 30 centimètres avec le 12, il lui faudra le 16 ou 18 pour dessiner, peindre, jouer aux cartes, etc. Lorsque le numéro pour lire se trouve le 9 environ, un autre numéro pour voir de loin peut être employé, mais avec réserves et sur indication spéciale

IV

La myopie est aussi connue que la presbyopie : on la
désigne vulgairement sous le nom de *vue basse* ou *vue
courte*. En effet, les personnes myopes sont obligées pour
lire d'approcher plus ou moins leur livre, et il leur est
souvent impossible de reconnaitre les acteurs sur la
scène d'un théâtre, et à quelques pas les traits d'une
personne.

Dans ce cas, les rayons se réunissent avant d'arriver à
la rétine, soit en F (fig. 52); une lentille divergente L, L

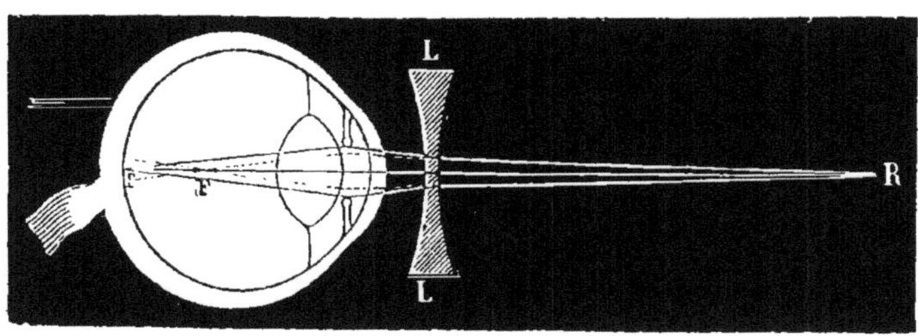

Fig. 52.

apposée devant l'œil écarte les rayons et les oblige à
former l'image sur la rétine, en F'.

Les causes qui donnent naissance à la myopie sont in-
verses de celles qui causent la presbytie. Chez le myope,
le globe oculaire est allongé dans son diamètre antéro-

postérieur, la réfringence des milieux est très-grande, les muscles droits sont souvent raccourcis, et quelquefois la cornée plus bombée. Il existe aussi une sorte de surexcitation rétinienne insuffisamment étudiée. Tels sont les principaux caractères de la myopie franche, de la *myopie réelle*.

Il existe aussi la *myopie à distance* ou *myopie fausse (myopia in distans)*. Dans cet état, la vision s'opère à la distance de 30 à 32 centimètres pour les objets rapprochés. Mais, pour les objets éloignés, il faut employer des verres négatifs ou divergents, si l'on veut obtenir la vision parfaite. C'est donc une anomalie singulière de la vision. L'œil, dans cette affection, a sa forme normale, mais les milieux sont trop réfringents ; donc, pour les rayons parallèles, la vision est confuse, car ils se réunissent en avant de la rétine ; mais, pour les objets rapprochés, les rayons très-divergents peuvent encore aller former l'image nette.

Cet état indique une grande faiblesse de la vue que l'on doit surveiller attentivement. *Aussi on devra éviter de faire porter des lunettes aux jeunes sujets, et dans les colléges, obliger les directeurs à placer les enfants près du tableau, afin d'éviter l'emploi des lunettes.*

Une chose remarquable chez les myopes, c'est la dilatation habituelle de la pupille. M. le docteur Mackenzie dit à ce sujet que, chez les personnes qui ont une bonne vue, la pupille se contracte pour regarder de petits objets, tandis que chez le myope, qui les voit bien, la contraction ne se fait pas, et que cela explique la dilatation pupillaire particulière aux myopes. Chez les myopes, les yeux sont souvent saillants, la cornée est très-bombée. Dans la myopie intense, il y a toujours un strabisme plus ou moins prononcé. Il est pénible de voir le myope, voulant apercevoir un objet, cligner des yeux, froncer les sourcils et donner à sa physionomie une singulière expression.

Si le myope lit, souvent il promène son nez sur les pages de son livre ; d'autres sont quelquefois forcés de coucher pour ainsi dire leur nez sur les pages. Si la pres-byopie est désagréable, certes la myopie ne laisse pas que d'être insupportable.

La myopie ne tend pas à diminuer avec l'âge, sauf dans la myopie à distance ; elle peut s'accroître, si l'on fait usage de verres trop forts, et généralement si l'on fait un usage constant des verres concaves. *La myo-pie peut être acquise* par l'habitude de regarder de petits objets, par l'habitation dans les endroits sombres, et par l'usage des verres, alors que la vue n'en réclamait pas l'emploi. Dans ce cas on naît avec une tendance à la myopie, nous verrons plus loin que la myopie acquise n'est pas de la même nature que la myopie réelle. *La myopie peut aussi être congénitale.*

Au sujet de la myopie, Charles Chevalier, s'ex-prime ainsi dans son *Manuel des myopes et des pres-bytes :*

« Le plus souvent, cette altération survient sans qu'il soit possible de lui assigner une cause, mais parfois aussi on trouve son origine dans l'usage irrationnel ou dans l'abus que l'on fait de l'organe visuel. Toutes les maladies qui augmentent la force réfractile des milieux de l'œil, ou son diamètre antéro-postérieur, donnent naissance à la myopie. Elle est encore déterminée par la dilatation habituelle de la pupille ; certaines professions, telles que l'horlogerie, la gravure, etc. ; l'habitation pro-longée dans des lieux sombres, des cachots ; l'usage des voiles qui s'agitent devant les yeux.

Les signes qui font reconnaître la *myopie réelle* sont faciles à distinguer, et consistent dans l'impossibilité de distinguer les objets éloignés, et l'obligation d'approcher plus ou moins les objets rapprochés que l'on veut exami-ner. On distingue la myopie faible qui permet de lire à 20 centimètres, puis la myopie très-forte qui force à re-

garder à 2 ou 3 centimètres, ensuite viennent les myopies intermédiaires à toutes distances. La myopie se cor-
rige à l'aide des verres concaves.

Ainsi que nous l'avons dit, il y a dans la presbytie un
déficit de réfraction. Dans la myopie, c'est le contraire :
il y a excès de réfraction.

La myopie peut aussi se diviser en trois séries : la
myopie faible, la *myopie forte*, la *myopie très-forte* ou
hypermyopie.

MYOPIE FAIBLE.

Vision nette à 22 ou 24 centimètres, suivant le degré
pour les objets rapprochés. Vision assez nette au loin ;
les petits détails ne sont que faiblement perçus. A ce
degré, on emploie les verres concaves des numéros 24
à 15, pour les objets éloignés.

MYOPIE FORTE.

Vision nette entre 22 et 16 centimètres pour les objets
rapprochés ; vision confuse pour les objets éloignés. Pour
ce degré, on emploie les verres concaves des numéros 12
à 7, pour les objets éloignés.

MYOPIE TRÈS-FORTE OU HYPERMYOPIE.

Vision nette entre 13 et 11 centimètres. Vision confuse
au loin ; souvent strabisme. Verres concaves des numéros
6 à 3, pour les objets éloignés. Utilité de verres pour lire.

Dans ces trois degrés de myopie, les rayons venant des
objets éloignés forment des cercles de diffusion plus ou
moins prononcés sur la rétine.

Pour choisir les verres nécessaires au myope, on em
ploie le visiomètre, comme pour la presbytie ; seulement
il faut bien remarquer que le foyer indiqué sera toujours d'un *degré trop fort*. Ainsi, si le myope lit à
11 centimètres, ce qui indiquera du numéro 6 pour lire,
il faudra prescrire du 4 pour voir de loin. La formule,
si exacte pour la presbytie, le devient par la myopie,
en tenant compte de la restriction indiquée.

Si le presbyte dit que les verres grossissent les objets,
le myope dit le contraire ; mais il est facile de lui prouver
qu'il les voit plus gros que ceux qui ont la vision normale, et qu'en lui faisant voir à cette distance normale,
il doit évidemment les voir plus petits. Le myope voit
plus gros, car il regarde de plus près ; il voit donc sous
un angle plus grand que l'angle normal, à un degré prononcé, il voit comme un œil normal armé d'une loupe.

Les verres, dans la myopie, ne procurent pas la vision
parfaite aussi bien que dans la presbytie. Le myope ne
peut bien voir qu'en prenant des verres trop forts, ce
qui le fatigue et l'oblige à prendre des verres plus faibles
qui ne le satisfont point.

*Les verres concaves augmentent certainement la myo-
pie.* Ainsi tel myope qui se sert du numéro 24, à l'âge
de vingt ans, aura besoin du 10 à quarante ans, s'il porte
toujours des lunettes. Nous dirons encore *que le myope
ne peut, avec des verres concaves, avoir une portée de
vision à peu près égale à celle dite normale,* qu'à la condition de se servir *de verres d'un numéro trop fort,* ce qui
le fatigue, altère sa vue, et le met dans la nécessité au
bout de quelque temps, de prendre un numéro plus
élevé, et par conséquent d'augmenter sa myopie jusqu'à
ce que des troubles visuels se manifestent. Il faut donc
que le myope se condamne à y voir moins que ceux qui
ont la vision normale, sous peine d'altérer sa vue.

C'est pourtant une chose désolante ; mais le myope se
trouve dans la position suivante à l'égard de sa vue :

« S'il prend des verres qui ne le fatiguent pas, il ne
« distingue pas comme une personne ayant la vue nor-
« male ; s'il veut, en partie, jouir de la faculté précitée,
« il faut qu'il fasse usage de verres trop forts, lui rape-
« tissant les objets et l'éblouissant plus ou moins, et lui
« causant une congestion oculaire et plus tard une affec-
« tion de la choroïde et de la rétine et par ce fait une
« *myopie amblyopique*, facile à distinguer, car dans ce
« cas, la vision des petits objets est impossible dès qu'on
« place le malade dans un endroit un peu obscur et la
« vision est rendue plus trouble avec la plaque percée
« d'un trou. »

L'optique ne peut donc remédier à la myopie, comme
elle le ferait pour la presbyopie. Donc, que faut-il faire
lorsqu'on est myope? Il faut choisir des verres tels
qu'ils ne fatiguent pas ; dans cette condition, ils ne per-
mettront pas la portée de vision normale, mais au moins
ils ne forceront pas la vue, puis il faudra n'en faire usage
que lorsqu'il sera utile de distinguer les objets ; on n'en
fera pas usage pour lire, à moins que l'on ne soit atteint
d'une myopie très-forte, qui rende le travail impossible
ou gênant, en raison de l'obligation d'approcher les
choses que l'on veut regarder, et en causant du strabisme.

*L'usage constant des lunettes dans la myopie me
semble donc une mauvaise chose ; le mieux est d'avoir
un pince-nez pour s'en servir accidentellement.*

Je le répète : dans la myopie, mieux vaut se con-
damner à ne pas voir *parfaitement* les objets éloignés,
que de se perdre la vue par l'usage intempestif des
verres concaves. Un bon moyen à conseiller aux myopes
qui veulent absolument des lunettes, c'est le suivant :
Pour une myopie au n° 6, par exemple, on fait porter des
lunettes n 12, et on conseille un pince-nez du même numéro que l'on applique devant les lunettes, dans le cas
où l'on veut mieux voir ; on obtient ainsi le numéro 6,

mais on a l'avantage de ne pas l'avoir toujours devant
les yeux.

*La myopie légère peut être guérie par l'exercice mé-
thodique des yeux,* en lisant des caractères un peu gros
et en s'exerçant plusieurs fois dans la journée à reculer
graduellement le livre. Le docteur Rognetta, le docteur
Mackenzie, ont obtenu de bons résultats avec cette méthode.

La myopie est une modification de l'organe visuel qu'
demande à être examinée sérieusement.

Comme nous l'avons déjà dit, on distingue deux sortes
de myopies : *la myopie acquise* et la *myovie congénitale.*

Abordons maintenant la question du choix des verres
pour les myopes. Les myopes recourent moins vite aux
lunettes que les presbytes, et ils commencent toujours
par des numéros un peu plus élevés, tels que ceux 20
ou 18.

Il est important de prendre les plus grands soins pour
choisir des verres aux myopes, surtout si la myopie est
causée par l'habitude de regarder de près, ce qui constitue une *myopie acquise* ; dans ce cas, il faudra choisir des numéros très-faibles. Le plus souvent, pour se
guérir, il suffira de s'exercer à voir de gros objets ou
de gros caractères que l'on éloignera progressivement.

Dans la *myopie congénitale,* le myope a été souvent
obligé, dès sa jeunesse, de recourir aux lunettes, et,
dix-neuf fois sur vingt, un numéro trop fort est adopté ;
de là vient l'augmentation progressive de la myopie,
causée par l'abus des verres concaves ; cette augmentation ne cesse de faire des progrès, et les staphylomes
sont la terrible fin de cet excès fatal.

Tout le mal vient des premiers verres que l'on prend;
si, au début, l'on a affaire à un *praticien capable,* il donnera un numéro convenable, conseillera un exercice
approprié des yeux, et l'on pourra conserver longtemps
la vision aussi parfaite que possible.

C'est dans la myopie que l'utilité des numéros intermédiaires est évidente, et l'on peut, par leur usage, arriver à diminuer la myopie d'une façon notable. Ainsi un myope qui se sert du numéro 10 peut encore voir avec le 10 1/2, puis quelque temps après avec le numéro 11 ; avec un peu de patience, il peut devenir moins dans un temps très-court.

Dans la myopie forte, si le numéro est bien choisi, on se servira des verres lorsqu'il y aura utilité absolue, et cela pour voir de loin ; pour lire, on ne fera pas usage de verres. Le mieux est d'avoir un *pince-nez* dont on fait usage de temps à autre.

Dans la myopie faible, on essayera de s'en priver, et on exercera sa vue comme nous l'avons indiqué. Nous signalerons que, dans la myopie très-forte, on devra ne faire usage des verres concaves qu'avec beaucoup de circonspection ; à cet effet, on aura un *pince-nez* dont on se servira lorsqu'il faudra indispensablement regarder les objets.

Pour lire, on pourra se servir d'un numéro *ad hoc*, en suivant les mêmes précautions. Du reste, il est très-difficile de donner des numéros convenables aux myopes ; il faut pour cela une grande habitude, car *les myopes ne se rendant pas compte de la portée de la vision normale veulent avec leurs verres voir plus que la vision normale ne permet, et c'est cela qui fait qu'ils prennent toujours des numéros trop forts.* On devra donc, en leur faisant essayer des verres, être en garde contre cette tension qu'ils ont à vouloir trop voir ; on dirait vraiment que, pour les myopes, les verres concaves devraient faire l'office de *lunettes d'approche.*

Du reste, nous l'avons dit, les verres concaves ne peuvent rendre la vision à peu près normale qu'en prenant des numéros trop forts.

Chez les myopes, les yeux sont souvent dépareillés ; si l'on a l'habitude du lorgnon, cela arrive presque toujours. Souvent un œil est très-myope, et l'autre assez faible ; on devra alors ne pas se servir de verres pour l'œil très-myope.

Les myopes doivent porter des besicles à verres colorés, lorsqu'ils sortent au soleil ou à la lumière, car leur vue sensible a grand besoin d'être ménagée. Cette remarque est de la plus haute importance, car l'excès de lumière n'est pas favorable à la myopie.

L'important pour les verres de myopes, c'est qu'ils ne rapetissent pas les objets, qu'ils n'éblouissent et qu'ils ne fatiguent nullement la vision ; s'ils sont dans ces conditions, on peut les considérer comme bien choisis.

La forme des verres devra être *périscopique*, soit pour lire, soit pour voir de loin. Comme nous l'avons dit, *la myopie réelle* ne diminue pas avec l'âge ; elle augmente toujours si on fait un usage immodéré des verres, et l'on arrive alors à la scléro-choroïdite, contre laquelle les remèdes sont impuissants. — Dans la myopie réelle et plus souvent dans la myopie acquise, le myope peut devenir amblyope (*myopie amblyopique*,) soit par le staphylome ou par une affection rétinienne, et alors pour lire, il faut conseiller des verres convexes des n°s 7 ou 8 ; car les verres concaves n'aident pas ou très-peu dans ce cas.

Nous l'avons dit ; il est très-difficile de donner des verres pour la myopie, surtout pour les distances intermédiaires ; on devra cependant, pour la myopie, agir comme pour la presbytie et prescrire des numéros suivant les distances. Ceci est de la plus haute importance. Ainsi que je viens de le signaler, il est fort difficile d'adapter des verres pour les objets rapprochés et intermédiaires, car dans l'hypermyopie, il faut donner des verres très-forts pour obtenir un éloignement assez sensible. Pour la musique par exemple si l'on veut regarder à 50 ou 60 centimètres on ne peut souvent trouver des verres convenables, et l'on est obligé de prendre les verres qui servent pour les objets éloignés ce qui fatigue

 ## L'ART DE CONSERVER LA VUE

considérablement le myope. On est donc souvent obligé de renoncer à leur emploi ?

Dans la myopie, les yeux sont souvent dépareillés ; il est fort difficile ou même impossible de trouver des verres pour fusionner les images produites sur chaque œil.

La myopie acquise se modifie moins bien à l'aide des verres que la myopie congénitale. Pour la lecture les numéros fatiguent généralement. La myopie acquise n'est pour nous qu'un accroissement de la myopie à distance, survenu par excès de travail sur les objets rapprochés. Il y a là probablement une modification particulière de la rétine qui n'a pas été encore assez étudiée. Dans ces sortes de myopie l'œil a une faiblesse qui n'existe pas dans la myopie réelle.

L'hygiène de la vue du myope consiste à peu regarder les objets rapprochés, à peu lire ou travailler le soir, à exercer la vue sur les objets éloignés, à ne jamais se servir de lunettes, mais seulement d'un pince-nez ; de façon à ne pas avoir toujours des verres devant les yeux, puis à porter des verres colorés de teinte bleue-noirâtre légère. Avec ces précautions, le myope conserve sa vue autant qu'il est possible.

Nous avons parlé de la myopie réelle ; nous avons vu, précédemment, qu'il existait aussi une *myopie fausse* ou myopie à distance.

Dans cette singulière affection, on est myope de loin et pas de près, — on peut lire le caractère du neuf d'imprimerie à la distance de la vision normale, et, pour voir de loin, on est obligé de prendre des verres concaves qui varient entre les n° 36 et 18. Cette limite du 18 ne se dépasse jamais.

Si le myope à distance force sa vue sur les objets rapprochés, il passe à la *myopie acquise* et alors il peut par la suite avoir des troubles visuels souvent impossibles à modifier.

Il faut bien remarquer que le myope à distance a pour la vision des objets rapprochés *une accommodation fort limitée ; c'est ainsi qu'il ne peut lire à* 35, *à* 40 *centimètres, mais seulement à* 25 *ou* 30 *centimètres.*

Le myope à distance devient presbyte avec l'âge. En ce cas, le *punctum proximum* s'éloigne ; on choisit alors des verres convexes, comme pour le presbyte.

Ainsi donc, *dans la myopie réelle ou congénitale, la presbytie ne survient jamais*, il survient de l'amblyopie, la presbyopie ne se montre que dans la *myopie fausse ou à distance* ; tout cela peut tromper celui qui n'a pas étudié la vision et ses anomalies. Il dit : le myope devient presbyte : cette opinion est très-répandue, et pourtant elle est fausse. Telles sont les diverses sortes de myopie que l'on rencontre malheureusement à chaque instant.

Résumé :

1° Dans la myopie faible, on doit se passer de verres.

2° Il faut examiner si la myopie est causée par la trop grande réfringence des milieux, par l'habitude, ou s'il existe une myopie amblyopique.

3° Dans le premier cas, des verres concaves appropriés seront placés, on s'en servira accidentellement. Les lunettes doivent être proscrites.

4° Dans le deuxième cas, on tâchera de supprimer les verres.

5° Dans le troisième cas, les verres convexes devront être parfois employés.

6° Dans la *myopie à distance*, sorte de myopie dans laquelle les objets éloignés ne sont pas perçus, tandis que la vision des objets rapprochés est normale, on doit autant que possible se passer de verres.

7° Dans l'hypermyopie (myopie forte), il ne faut jamais porter de lunettes, et avoir un pince-nez pour s'en servir accidentellement.

8° Si la myopie est très-forte, on doit avoir des lunettes pour lire, car sans cela un seul œil fonctionne, et son congénère finit par contracter une amblyopie.

9° Les myopes peuvent porter des verres colorés, ils leur sont utiles.

10° Les verres périscopiques sont indispensables dans la myopie.

V

DE LA CATARACTE, DE L'ASTHÉNOPIE, DE L'ASTIGMATISME, DE L'ASSYMÉTROPIE

Nous commençons ce chapitre par décrire la cataracte.

Le mot cataracte vient de καταρράσσω, *je trouble*, ou de καταρράκτης, *chute d'eau*. La meilleure définition qui en ait été donnée est de M. le docteur Desmarres, qui s'exprime ainsi dans son avant *Traité des maladies des yeux*.

« La cataracte est l'opacité partielle ou totale de l'appareil cristallin.

Cette affection était connue des anciens, et on en trouve la description dans les ouvrages de Celse et d'Hippocrate; mais ils se trompaient grandement sur sa nature, car ils croyaient que la cataracte était le résultat d'une chute de liquide, qui venait troubler la vision.

Cette fausse idée se maintint dans la science jusqu'à 1604, et il fallut que Lapeyronie et Morand montrassent à l'Académie des sciences des cristallins opaques obtenus par extraction, pour que la vérité se fît jour. C'est ici

---

[1] *Gutta opaca* des Arabes, *caligo lentis* de Cullen. *der grave staar* des Allemands.

qu'il convient de rappeler que chaque vérité acquise est l'œuvre de plusieurs siècles, et que ce n'est qu'à force de persévérance et de travail que l'homme parvient à épeler le livre de la nature.

Quelles sont les causes de la cataracte? Jusqu'à ce jour tout ce qui a été dit sur ce sujet est pure hypothèse; il est prouvé cependant que les vieillards y sont plus prédisposés que les jeunes gens.

Cependant la cataracte peut exister à tous les âges, même dès les premières années. La cataracte est héréditaire; cette opinion est aujourd'hui tout à fait admise. Maunoir a vu toute une famille atteinte de cette maladie; tous les docteurs célèbres rapportent des faits semblables.

On a dit que les sujets robustes étaient plus disposés à la cataracte que les sujets faibles. M. le docteur Desmarres ne partage pas cette opinion, et le tempérament n'a rien à faire avec la cause de la cataracte.

Les femmes sont aussi sujettes que les hommes à la cataracte. Quant aux professions, on n'a jusqu'ici rien pu établir de concluant, et malgré des statistiques bien exactes, il a été impossible de savoir si tel ou tel métier disposait plus à la cataracte que tel ou tel autre. Ainsi, à cet égard, règne la plus complète obscurité.

Toutefois on a remarqué avec raison que les coups, contusions, piqûres, sont une cause fréquente de cataracte; un contre-coup peut aussi amener cette maladie; on fera donc bien de se tenir sur ses gardes.

La marche de la cataracte est variable: chez quelques personnes le cristallin peut devenir opaque en quelques jours, tandis que chez d'autres il faudra quatre, six ou huit années pour arriver au même résultat; souvent une cataracte commençante cesse de faire des progrès et reste toujours à cet état.

Les symptômes qui annoncent la cataracte ont été

fort bien décrits par M. le docteur Magne dans son livre sur les maladies des yeux; voici comment il s'exprime:

« En général, lorsque nous sommes consultés pour les yeux atteints de cataracte, nous apprenons que depuis un temps plus ou moins long, quelques mois, quelques années, la vue, qui d'abord éprouvait un sentiment de gêne, est devenue de plus en plus difficile; un léger brouillard, un peu de fumée s'est interposée entre l'œil et les objets extérieurs. Ce nuage a fini par prendre la consistance d'un rideau de gaze, qui permet à peine de distinguer un ensemble, sans pouvoir en saisir les détails. Les malades s'aperçoivent le plus souvent que la vision s'opère plus facilement de coté que de face au crépuscule et dans les journées sombres, que par une lumière vive. La flamme des bougies cesse d'apparaître aussi brillante, mais augmente singulièrement le diamètre, et semble entourée d'une large auréole.

« En même temps que la vue se trouble, les malades éprouvent la sensation de petits corps qu'ils supposent placés devant leurs yeux, et qu'ils comparent tantôt à des mouches, tantôt à des stries rubanées, ou bien à des zigzags, ou des cheveux.»

La cataracte est une maladie qui ne se guérit pas souvent par des médicaments; il faut une opération pour faire disparaitre le cristallin et rendre la vision parfaite. Cependant les premiers symptômes, on peut encore espérer de certaines médications, et, au moindre avertissement, on devra se rendre chez un docteur oculiste. Du reste, disons-le, l'opération de la cataracte n'est nullement douloureuse et exige seulement quelques minutes : sur vingt cataractés opérés, dix-neuf parviennent à voir, l'essentiel est de s'adresser à l'un de nos docteurs oculistes; et lorsque nous avons dit que la réussite de l'opération est presque certaine, il suffira, pour s'en convaincre, de consulter les statistiques de nos célèbres docteurs, MM. Desmarres, Fano, Désormeaux, Sichel, Nélaton, etc.

La cataracte peut tenir à une opacité de la lentille cristallienne (*cataracte lenticulaire*), ou à l'opacité de la capsule (*cataracte capsulaire*), ou encore à l'opacité de la lentille et de la capsule (*cataracte capsulo-lent culaire*). La cataracte de l'humeur de Morgani n'est assu‑rément, suivant M. Desmarres, que le ramollissement au plus haut degré du cristallin.

Le diagnostic de la cataracte, le moment de l'o‑pérer, tout cela appartient à la chirurgie et à la méde‑cine.

Nous indiquerons seulement, et cela comme simple observation générale, comme se pratique l'opéra‑tion.

L'opération de la cataracte se fait par extraction ou par abaissement,

Suivant les sortes de cataractes, le chirurgien choisit l'un des procédés indiqués; c'est là une affaire de diagnostic facile pour nos célèbres docteurs.

Dans l'opération par extraction, on pratique une inci‑sion (avec un kératome, couteau plat triangulaire) dans la cornée transparente (fig. 53), de façon à la détacher par moitié, tout en laissant un petit point d'attache (Desmarres); cela fait, à l'aide d'un petit instrument spé‑cial (kistitome), on incise la capsule du cristallin, puis on coupe le petit point d'attache, on presse légèrement sur l'œil, on reçoit le cristallin qui sort sans difficultés, on enlève ensuite les débris de la capsule et l'opération est terminée.

Dans l'abaissement, on introduit une aiguille spéciale dans l'œil fig. 54, près de la cornée transparente; puis on incise la capsule et on abaisse le cristallin, en le refoulant dans le corps vitré, comme le montre la fig. 55.

L'opération faite, il faut suppléer à la disparition du

cristallin; c'est là que l'art est admirable, c'est là qu'il
faut bénir Salvino Armato, ce grand bienfaiteur de l'humanité; car, il faut le dire, tout le savoir de nos célèbres chirurgiens resterait infructueux, sans le secours
que nous prête l'optique, et on ne pense pas assez à cela,
on dit: J'ai été bien opéré, j'y vois d'une manière parfaite; mais après avoir donné des louanges certes bien

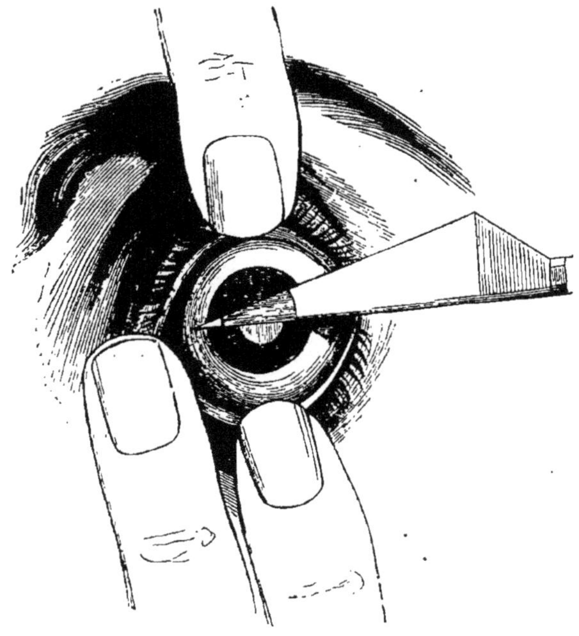

Fig. 53.

néritées, au docteur qui a fait l'opération, on ne dit pas
un mot des lunettes, on ne s'écrie pas: Salvino devrait
avoir sa statue dans l'univers entier, lui, sans lequel je
ne pourrais plus contempler la nature et ses merveilles,
sans lequel je serais dans l'impossibilité de voir et de
me récréer au moyen de ma vue, que l'optique m'a
rendue! Non, l'on entend rien dire, cela semble tout na-

6.

turel! bénissons donc Salvino Armato, car le jour où il découvrit les lunettes, il rendit le plus grand service à l'humanité.

La cataracte était opérée chez les premiers Égyptiens, sous le règne de Plolémée Soter. Galien, qui vivait sous Marc Aurèle, dit qu'il y avait à Rome, où il vivait, des

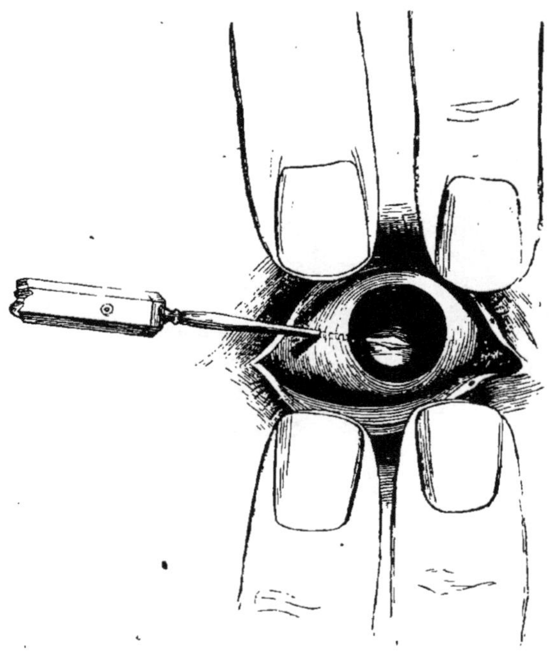

Fig. 54.

spécialistes pour l'opération de la cataracte. Celse a décrit complétement l'opération; il se servait d'une aiguille droite. Il dit qu'en opérant, on doit plonger l'aiguille à égale distance de la cornée et de l'angle externe, puis aussi que le corps opaque devra être entraîné sous la pupille et posé solidement au fond du bulbe, ensuite, broyé s'il semble remonter ; *si hæsit, curatio expleta est ; si subunde redit, eadem acu magis concidenda, et in plures partes dissipenda est.* Celse indique ensuite lessoins à prendre après l'opération. Ce fut seulement au milieu du XVIIIᵉ siècle qu'on découvrit la méthode de l'extraction ; elle est due a Richter, et a été pratiquée pour la première fois par Wenzel le père. Ce fut lui qui opéra à Londres, en1765, le duc de Bedford; puis, en 1771, à St-Pétersbourg, l'illustre Euler, qui découvrit l'achromatisme, et dont nous avons déjà parlé.

Ambroise Paré pratiquait l'opération de la cataracte par l'abaissement ; il dit à ce sujet « qu'il faut tenir sujette de l'aiguille, par l'espace de dire un patenostre, ou environ, et pendant faire mouvoir vers le ciel l'œil

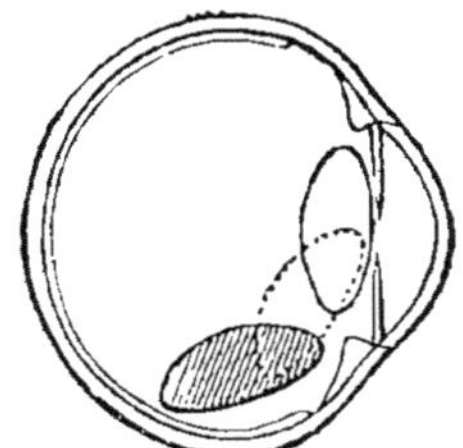

Fig. 55.

du malade ; puis faut retirer l'aiguille en haut, peu à peu en la tournant, et encore ne la tirant du tout hors de l'œil, à cause que si la cataracte remontait, faudrait derechef la rabattre vers le petit canthus, tant de fois qu'elle y demeure ; et ici noteras qu'en faisant telle chose, se faut bien donner garde de toucher à l'humeur cristallin. »

Les personnes opérées de la cataracte ne doivent se permettre l'usage des verres que sept à huit semaines après l'opération, c'est-à-dire au moment où tous les symptômes de congestion sont passés. C'est M. le docteur Desmarres qui a fait cette observation, et nous la trouvons fort juste ; car nous avons vu plusieurs personnes dont la vue ne s'est jamais bien remise, pour avoir porté trop tôt des verres convexes. — Dès que le docteur a soustrait l'œil à l'obscurité, on doit faire usage de verres plans colorés foncés, dont on diminue ensuite graduellement la teinte. Au bout de huit ou quinze jours, les personnes opérées distinguent déjà assez bien les objets, puis quelque temps après (sept à huit semaines) la vue se trouble, et c'est à ce moment qu'il faut recourir aux lunettes.

Les numéros employés sont généralement ceux des foyers suivants : 2, 2 1/4, 2 1/2, 2 3/4, 3, 4, pour lire, et les numéros 5, 5 1/2, 6, pour voir de loin. Souvent, au bout de quelque temps, on est obligé de prendre des verres plus faibles, et certains cataractés lisent avec du 8 et voient de loin avec du 10.

Le choix des numéros dans la cataracte doit être fait avec beaucoup de soin ; là encore l'utilité de la graduation par faibles degrés est indispensable. Souvent aussi on fait usage de verres bombés colorés, si la lumière fatigue.

J'ai essayé aussi l'emploi des *verres achromatiques* pour la cataracte, et je puis dire que les personnes qui les ont employés trouvent qu'ils donnent une netteté que les verres ordinaires ne peuvent égaler. Ces verres sont lourds, il est vrai, mais ils ont des avantages incontestables, et pour la lecture on peut organiser un petit appareil qui permette de lire sans fatigue. J'espère donc que l'usage des *verres achromatiques* pour la cataracte se popularisera.

Parlons maintenant de l'asthénopie (fatigue de l'accommodation Desmarres ; kopiopie, Sichel ; vue faible, expression vulgaire : asthénopie, Mackensie), affection très-répandue et à laquelle on porte souvent trop peu d'attention.

Le mot *asthénopie* signifie œil sans force ; c'est un état particulier de la vision dans laquelle on voit d'abord nettement les objets rapprochés, puis au bout d'un instant une telle fatigue survient qu'il est impossible de ne pas détourner la vue. Les personnes atteintes d'asthénopie n'éprouvent aucune fatigue à regarder les objets éloignés, et ont les yeux parfaitement sains.

Pour revenir aux symptômes de cette affection, nous dirons que lorsque l'on veut se livrer au travail, soit lire, coudre, etc., on est obligé, à cause de la fatigue que l'on ressent et du trouble qui semble s'étendre sur les objets, de quitter à l'instant toute occupation, car si l'on veut persister la tête devient lourde, les globes oculaires sont douloureux, les tempes et le front semblent comprimés, etc.

Si l'on vient à se reposer un instant en contemplant des objets éloignés, la vision redevient nette jusqu'à ce qu'une attaque d'asthénopie vienne assaillir tout à coup la personne atteinte de cette affection.

Les personnes obligées de coudre, les modistes, les fleuristes, les personnes qui écrivent, peuvent souvent, après le repos du dimanche, travailler trois ou quatre jours de la semaine, puis il leur est impossible de continuer, et comme on le voit cet état est on ne peut plus fâcheux.

Les personnes atteintes d'asthénopie sont en général délicates. Cette maladie est fréquente dans la jeunesse et dans l'enfance, elle peut souvent durer toute la vie.

L'asthénopie peut être acquise, ou congénitale ; dans ce cas, il faudra prendre les plus grandes précautions, car alors on est né avec des yeux faibles, c'est-à-dire avec des yeux dont la rétine se lasse facilement.

Ainsi l'asthénopie ne peut être confondue avec la myopie (car l'asthénopie lit à la distance ordinaire), pas plus qu'avec la presbyopie, car un moment d'intervalle suffit pour faire disparaître la fatigue, tandis que dans la presbyopie cela n'arrive pas.

La cause de l'asthénopie acquise réside tout entière dans une application forcée de la vue sur de petits objets ; on ne doit donc pas s'étonner si les couturières, tailleurs, horlogers, dessinateurs, compositeurs d'imprimerie, en sont si fréquemment atteints ; les veilles, les excès, peuvent y prédisposer également.

L'asthénopie est une affection grave qui paraît avoir son siége dans la rétine ; on devra donc y porter la plus grande attention. Si c'est la profession qui en est la cause, le mieux sera d'en changer ; car au moins on aura quelque chance de guérison.

Le traitement de l'asthénopie consiste à éviter l'exercice des yeux sur de petits objets, et au moins à se reposer fréquemment, et même soùvent à suspendre son travail pendant plusieurs semaines. M. le docteur Mackensie, qui a traité cette question de main de maître, conseille comme moyens efficaces les bains de mer, les bains froids, puis une foule de moyens qui ne rentrent pas dans le cadre de cet ouvrage ; du reste, l'asthénopie exige l'examen d'un docteur oculiste.

Les verres convexes conviennent dans l'asthénopie, car ils permettent aux malades de continuer souvent leurs occupations. Dans ce cas, c'est avec les n°⁵ 90, 80, 72, que l'on réussit à apporter quelque soulagement. Il faut dans ces choses apporter la plus grande circonspection, et avoir affaire à un praticien capable. Que de fois, hélas ! n'avons-nous pas vu des asthénopes auxquels on avait perdu la vue par l'usage de numéros forts ! En effet, la personné se présentait dans la première boutique venue, demandait des lunettes pour lire ; on la considérait comme presbyte, on lui donnait alors des verres trop forts, qui, faisant l'office de loupes, permettaient de voir nettement, il est vrai, mais pour peu d'instants, et avaient pour désavantage de perdre totalement la vue. Dans certains cas aussi, les verres convexes ne paraissent pas avoir d'avantages, mais ces cas sont rares.

L'amblyopie est une affection tout à fait différente de l'asthénopie, car alors la rétine est émoussée, altérée, et les symptômes sont tout à fait différents.

Dans l'amblyopie, les objets rapprochés ou éloignés sont troubles, si l'amblyope fixe ou *attache solidement* ses yeux, comme le dit si bien M. le docteur Mackensie, il peut parvenir à voir un peu, tandis que, dans l'asthénopie, c'est en fixant que la confusion apparaît.

L'amblyopie est une affection grave, qui réclame une prompte intervention des moyens médicaux. L'emploi des verres convexes ne paraît pas être utile ; cependant ils peuvent être essayés, car dans certains cas *d'amblyopies asthénopiques* ils peuvent, comme le remarque M. le docteur Desmarres, amener de bons effets.

N'oublions pas que parmi les nombreuses causes qui mènent à l'amblyopie, on peut citer en première ligne l'usage des verres trop forts surtout, puis aussi l'emploi de ceux trop faibles. Cet avertissement doit faire réfléchir.

Si l'amblyopie n'est pas promptement soignée, si on ne se met de suite entre les mains d'un bon docteur oculiste, l'amblyopie tourne rapidement à l'*amaurose*, c'est-à-dire à la perte de la vue, et, dans ce dernier cas nos célèbres docteurs ont une peine infinie à déraciner le mal ; cependant il ne faut pas se décourager, car la science oculistique a d'immenses ressources et des représentants célèbres.

Le mot *astigmatisme* vient de α privatif, et de στίγμα *point*. Cet état résulte d'une inégalité de puissance réfringente entre les différents méridiens du cristallin. Grâce aux savantes recherches de M. Donders et de M. Javal, on peut aujourd'hui connaître parfaitement cette affection et l'étudier dans ses détails.

Un méridien de l'œil est l'intersection du globe oculaire par un plan passant par l'axe optique. Si ce plan est vertical, on le nomme méridien vertical ; si le plan est horizontal, ce sera le méridien horizontal.

Il est facile de comprendre l'astigmatisme : supposons le méridien horizontal, ayant une réfraction normale, *les* images se peindront sur la rétine. Supposons encore qu'elle soit plus forte dans le méridien vertical, les rayons se peindront en avant de la rétine. Dès lors il y aura trouble, et l'astigmatisme sera confirmé.

Chacun possède de l'astigmatisme, nommé par cette raison *astigmatisme normal;* mais les différences de réfraction étant faibles, la netteté des images n'est pas troublée; c'est Young qui a pour la première fois signalé cette anomalie ; ensuite Airy, le célèbre astronome anglais.

Le tableau ci-contre fera voir que chacun possède un léger degré d'astigmatisme, car les lignes horizontales sont généralement vues nettes à une distance plus rapprochée que celles verticales.

L'astigmatisme dépend de la courbure asymétrique de la cornée; il peut dépendre aussi d'un vice de conformation du cristallin, dont les méridiens, dans ce cas, sont dissemblables quant à la réfringence.

On distingue diverses sortes d'astigmatisme :

L'astigmatisme est dit irrégulier, lorsqu'il existe une différence de réfraction dans les divers secteurs du même méridien. L'astigmatisme régulier anormal se divise en :

Astigmatisme myopique. (Dans ce cas, un méridien est myope et l'autre normal.)

Astigmatisme presbytique ou hypermétropique. (Dans ce cas, un des méridiens est presbyte ou hypermétrope et l'autre normal.)

Astigmatisme composé. (Myopique, presbytique ou hypermétropique, lorsque le degré de myopie, de presbytie ou d'hypermétropie n'est pas le même dans un méridien que dans l'autre.)

Astigmatisme mixte (Dans ce cas, un méridien est myope et l'autre presbyte.)

On emploie les verres cylindriques pour corriger l'astigmatisme.

Les yeux sont souvent des foyers dissemblables, *(assy-*

métropie) tout en possédant le même genre de vue, ou encore ils peuvent posséder une vision de nature différente. Ainsi, on rencontre des yeux inégalement myopes ou presbytes ; d'autres fois un œil est myope et l'autre presbyte.

Lorsque la différence est très-grande, il n'y a pas de fatigue, un seul œil fonctionne, et le patient ne s'en aperçoit souvent jamais ; mais, lorsqu'il existe de petites différences, il y a fatigue oculaire, et l'on doit examiner sérieusement cette anomalie. On choisit des verres différents, mais on doit spécifier que la concordance s'établit bien dans la presbytie, mais jamais dans la myopie. Dans le premier cas, les différences sont toujours petites. Ainsi un presbyte pourra porter d'un côté le n° 18 et de l'autre le n° 20. Dans la myopie les différences sont toujours plus fortes, et lorsque l'on fera l'essai pour chaque œil avec les verres choisis, un œil verra toujours mieux que l'autre ; dans la plupart des cas, on devra y renoncer car il y aura fatigue.

Dans la myopie inégale, le myope choisit toujours un lorgnon pour l'œil le plus myope ; la myopie augmente, et si, par la suite, on veut essayer des verres différents, l'œil le moins myope verra toujours mieux.

Exemple :   n° 3 à droite ;

n° 20 à gauche.

On voit mieux de l'œil gauche, la concordance est impossible. Ceci prouve combien l'emploi du lorgnon est pernicieux.

Autre exemple :   n° 6 — à droite ;

n° 14 — à gauche.

Vision nette pour les objets éloignés avec chaque œil, vision binoculaire gênée.

Souvent un œil est moitié plus presbyte qu'un autre.

Exemple : n° 18 convexes à gauche ;

n° 36 convexes à droite.

En ce cas, on établit très-bien la concordance.

Il arrive aussi qu'un œil peut être myope et l'autre presbyte ; on peut, si l'affection est légère, trouver des foyers pour rétablir exactement la vision parfaite.

Il ne faut s'adresser qu'à un praticien savant pour ces essais.

A propos des yeux dissemblables, je signalerai un fait qui se rencontre à chaque instant. Un grand nombre de personnes naissent avec un œil plus faible que l'autre, et souvent avec un œil atteint de cécité. Ce qu'il y a de plus singulier c'est que l'on s'en aperçoit rarement et souvent jamais.

Le plaisir de la chasse fait souvent apercevoir cette paralysie congénitale. En voulant ajuster, on s'étonne de ne voir que d'un œil ; de là, désolation, crainte, etc. On consulte, on cherche, tandis que le mieux est d'en prendre son parti. On a affaire à une anomalie, à un de ces jeux de la nature si fréquents et si singuliers et le mieux est de ne rien faire, car on ne retirerait de toute son inquiétude que de la peine perdue. Ceux qui ne voient que d'un œil jugent moins bien la valeur des distances, ils se rendent peu compte du relief, de la perspective ainsi que le démontre l'invention du stéréoscope due au célèbre Wheastone et prévue par l'immortel italien Léonard de Vinci.

DE L'ORIGINE DES LUNETTES. — DES LUNETTES ET DE LEUR CONSTRUCTION

Nous esquisserons ici l'origine des lunettes ; on trouvera dans le *Manuel des myopes et des presbytes* de Charles Chevalier ce qu'il y a de plus complet sur ce sujet.

On n'est pas d'accord sur l'étymologie du mot *besicles*, les uns veulent qu'il vienne de *bis* et *oculus* (deux yeux), les autres de *bis* (deux fois) et de *ciclus* (cercle). Quant au mot *lunette*, il a été formé, d'après l'avis de certaines personnes, en prétendant que les verres avaient la forme de deux petites lunes.

Les anciens ne connaissaient pas les lunettes mais seulement le globe de verre plein d'eau, ainsi que le rapporte Sénèque. En ce temps là, on était donc forcé d'être pour ainsi dire aveugle, quand la vue s'affaiblissait. Cicéron, Cornélius Népos, Suétone disent à cet égard que, lorsque la vue perdait de sa force, on se faisait faire la lecture par des serviteurs.

Après avoir feuilleté tous les manuscrits anciens, relations, etc., on est forcé d'accorder la palme d'inventeur à Salvino Armato, gentilhomme florentin, qui vivait vers 1300. Nulle part, avant qu'il soit question de Salvino Armato, on ne trouve trace d'invention des lunettes.

Comme preuve évidente, on peut lire dans la *Florence illustrée* de Leopeldo del Migliore, antiquaire florentin, le passage suivant : « Mais il est un autre souvenir d'autant plus précieux que, par son moyen, nous parvenons à savoir que le premier inventeur des lunettes fut un gentilhomme florentin, le seigneur Salvino Armato, petit-fils d'Armati, de noble origine, qui laissa le nom de séjour des Armati, encore en usage aujourd'hui, à la petite ruelle située derrière le Centaure... et l'on peut voir l'effigie de ce personnage, étendue en habit civil, sur une grande dalle, avec l'inscription suivante :

QUI DIACE
SALVINO D'ARMATO DEGLI ARMATI
DI FIRENZE
INVENTOR DEGLI OCCHIALI
DIO GLI PERDONIE A PECCATA
ANNO M.CCCXVII

(Ci-gît Salvino Armato d'Armati, de Florence, inventeur des lunettes. Dieu lui pardonne ses péchés Année 1317.)

Ainsi donc, gloire à Salvino, le bienfaiteur de l'humanité, l'inventeur des lunettes !

Charles Chevalier eut l'idée de faire rechercher le tombeau d'Armati. Il y a quelques années , il pria M. Tito Puliti , savant florentin , de faire des recherches à ce sujet. Quelque temps après, il reçut une épreuve photographique d'après laquelle il fit faire la gravure placée en tête de ce volume. L'ancien tombeau a été détruit ; mais, à la même place, il a été refait, non pas du même genre, mais qu'importe ! après trois siècles, on peut encore voir, sur un point de la terre, un petit monument élevé à un homme qui devrait avoir sa statue dans l'univers entier.

C'est donc à Charles Chevalier, et à l'obligeance du savant Tito Puliti, que l'on doit la reproduction fidèle du tombeau d'Armati. On est si heureux de rendre hommage aux grands génies !

DU VERRE EMPLOYÉ POUR LES VERRES DE LUNETTES.

Comme chacun le sait, le verre est un *véritable sel*, c'est un silicate à base de potasse, de chaux, de soude, d'alumine, auquel on donne en optique la dénomination de *crown-glass*. Si l'on ajoute du plomb au verre, de façon à faire un silicate de potasse et de plomb, le verre ainsi fait se nomme *flint-glass* en optique, et *cristal* dans le langage vulgaire. Nous allons, dans ce chapitre, examiner séparément les différents verres employés en optique et qui sont :

1° Le crown-glass ;
2° Le flint-glass ou cristal ;
3° Le cristal de roche ou verre naturel.

DU CROWN-GLASS

Le *crown-glass* est un silicate de soude ou de potasse ; il n'entre pas de plomb dans sa composition. Les mots *crown-glass* signifient *verre de couronne*, et se rapportent à la fabrication du verre à vitres, en disques ou couronnes. La désignation *crown-glass* est donc insignifiante pour tout le monde.

Le *crown-glass* est *plus dur que le flint-glass* ; il s'emploie pour nos glaces d'appartements, nos verres à vitres et pour la gobeleterie commune. Cependant c'est en *crown-glass* que se font les beaux verres de Bohême qui sont supérieurs à ceux en *flint-giass* ; car ils sont plus durs, bien qu'ils aient moins d'éclat et moins de sonorité. Cette dernière propriété peut servir à distinguer le *crown* du *flint*, car par le choc ce dernier est sonore, ce qui n'arrive pas avec le *crown*.

L'optique emploie beaucoup de crown-glass, il forme une partie des verres achromatiques ; employé seul, il sert pour les loupes et pour une multitude de verres.

On peut distinguer deux sortes de *crown-glass* : 1° Le *crown-glass impur* ; 2° le *crown-glass pur*.

CROWN-GLASS IMPUR OU GLACE ORDINAIRE OU VERRES A VITRES

Le *crown-glass impur est verdâtre*, fabriqué avec des matières impures, et mal mélangées, aussi est-il formé d'un *tissu de stries*, qui se voient de suite en regardant un morceau de ce verre par son épaisseur. Les stries se voient fort difficilement à plat, de sorte qu'on peut croire la substance pure si l'on n'a pas un œil exercé. C'est ce verre que l'on emploie pour nos glaces, nos vitres, nos verres communs, et c'est avec lui que l'on *fabrique généralement les verres de lunettes*. Sur cent paires de verres livrées au public, quatre-vingt-dix-huit paires au moins sont en *crown-glass impur*. Que l'on se figure alors comment la lumière passe à travers ce réseau de stries, présentant aux rayons lumineux une substance impure et non homogène. Ce verre est tellement mauvais, qu'il est désigné dans le commerce sous le nom de *brut*, c'est assez dire sur ses qualités. *On a fabriqué aussi du crown-glass impur incolore, mais qui présente de même dans son épaisseur les stries dont j'ai déjà parlé.*

Le crown-glass est cependant le seul bon verre que l'on puisse employer pour les lunettes. Mais il faut se servir de *crown-glass pur*.

CROWN-GLASS PUR.

Le *crown-glass pur est incolore*, limpide, sans défauts. Il est fabriqué avec des matières de première qualité. Les procédés relatifs aux mélanges, au brassage, à la fonte, n'appartiennent qu'à des verriers de talent, qui font une spécialité du verre d'optique. Parmi les savants verriers qui produisent de beaux cristaux pour l'optique, nous citerons M. Feil, de Paris, M. Maès et Clemandot, de Paris, et M. Daguet, à Fribourg. M. Feil surtout a reculé aux dernières limites l'art du verrier, et l'optique doit lui savoir gré de ses nombreux efforts couronnés de succès.

Le *crown-glass pur* est très-dur, si l'on regarde un morceau de ce verre par son épaisseur, on n'aperçoit aucun défaut. Les rayons lumineux le traversent facilement sans éprouver d'autre déviation que celle déterminée par la taille optique du verre. Enfin, le *crown-glass pur* est le *nec plus ultra pour les lunettes*, et tout verre qui n'est pas fait avec cette substance doit être rejeté.

La blancheur et la limpidité du *crown* pour lunettes sont indispensables. Pour s'en convaincre, il suffit de rappeler que rien n'égale la pureté, la limpidité ni l'éclat du corps vitré et du cristallin. Il ne faut donc leur associer que les substances approchant de cette limpidité. Nous allons maintenant nous occuper du *flint-glass*.

FLINT-GLASS.

Les mots *flint-glass* signifient *caillou*, *cristal*, de sorte que cela n'indique nullement que cette sorte de verre contient du plomb. L'origine du *flint* ou *cristal* est fort ancienne, car, en 1787, Fougeroux de Bondaroy fit l'analyse du fameux *miroir de Virgile*, conservé dans le trésor de Saint-Denis depuis sa fondation. Ce miroir, qui pesait trente livres, était poli sur les deux faces, coloré en vert jaunâtre et contenait au moins la moitié de son poids d'oxyde de plomb. Bien que rien ne prouve que ce miroir ait appartenu à Virgile, il est incontestable que cette tradition démontre que le cristal était connu depuis une époque très-reculée.

Ce furent les Anglais qui remirent le cristal en vogue,

et, dès 1557, une verrerie fut fondée à Savoy-House, dans le Strand, à Londres. Aujourd'hui le *flint-glass* ou cristal est universellement employé pour la gobeleterie fine, et tous nos verres, carafes, etc., sont faits avec cette substance.

Le cristal de gobeleterie est moins riche en plomb que celui employé en optique.

Le *flint-glass*, comme nous l'avons dit, sert à la fabrication des verres achromatiques ; *il possède un grand pouvoir de dispersion*, c'est-à-dire qu'il décompose beaucoup la lumière, et jette par conséquent beaucoup de feux ; ce qui est utile pour les objets de cristallerie et pour les lustres.

Le flint-glass est la plus détestable substance que l'on puisse employer pour les verres de lunettes ; car, décomposant beaucoup la lumière, il fournit des verres irisant les objets et fatigant considérablement l'organe visuel. Un autre inconvénient du *flint* est qu'il est *mou*, il se raye donc facilement, ce qui n'arrive pas avec le *crown-glass*.

Les verres de lunettes en flint-glass doivent donc être tout à fait rejetés. Dans son *Manuel des myopes et des presbytes*, Charles Chevalier résume ainsi ce que nous venons de dire : *C'est, en un mot, le plus mauvais verre que l'on puisse employer pour les besicles..* Parlons maintenant du cristal de roche.

CRISTAL DE ROCHE

Le cristal de roche ou quartz (*pebles* des Anglais) es souvent employé pour faire des verres de lunettes ; lorsqu'il est bien taillé il n'est qu'à demi-mauvais, mais, généralement il altère la vue ; nous examinerons donc attentivement cette substance.

Le quartz hyalin ou cristal de roche est un des corps les plus répandus dans la nature ; sa forme primitive est un rhomboïde légèrement obtus, sa pesanteur spécifique est de 2,04 et sa cassure vitreuse. Le quartz hyalin est phosphorescent par la collision ; il étincelle sous le choc de l'acier et jouit de la double réfraction. Sa composition est la suivante :

Silicium.	48	5
Oxygène	51	95

L'indice de réfraction du cristal de roche est de 1,548. Son pouvoir dispersif est de 0,026. Le beau quartz en prismes pyramidés vient de Madagascar.

Ainsi que je l'ai dit, le cristal de roche est doué de la double réfraction, propriété que possèdent un grand nombre de substances de donner naissance pour un seul rayon incident à deux rayons réfractés ; d'où il résulte que lorsque l'on regarde un objet à travers les cristaux, on le voit double. C'est Bartholin qui, en 1647, découvrit cette propriété, et c'est Huygens, en 1673, qui l'étudia.

La double réfraction que possède le cristal de roche le rend donc impropre aux usages de l'optique et en particulier pour la fabrication des verres de lunettes ; car si les images ne paraissent pas doubles à travers de tels verres, à cause de leur peu d'épaisseur et de leur mode d'emploi, il n'en est pas moins vrai que la double réfraction existe, et qu'elle peut occasionner un trouble visuel très-considérable, émousser la rétine, *et déterminer de la* fatigue d'accommodation, *et même* une sorte d'amblyopie.

Cependant on peut, en taillant convenablement le cristal de roche, éviter en partie la double réfraction. Pour cela, il faut que chaque morceau destiné à un verre de lunettes soit coupé perpendiculairement à l'axe du cristal, comme le réprésente la figure 56, sur laquelle j'ai figuré l'axe et une coupe qui lui est perpendiculaire. On conçoit qu'il faut, pour cette opération, agir sur du *cristal parfaitement cristallisé* ; car, sur des masses amorphes, on peut tailler des morceaux purs, mais doués de la double réfraction.

On peut du reste au moyen de la polarisation se rendre facilement compte de la manière.dont sont taillés les verres. La polarisation est une modification particulière des rayons lumineux, en vertu de laquelle, une fois réfléchis ou réfractés, ils ne peuvent plus se réfléchir ou se réfracter suivant certaines directions. La polarisation a été découverte par Malus en 1810. Par double

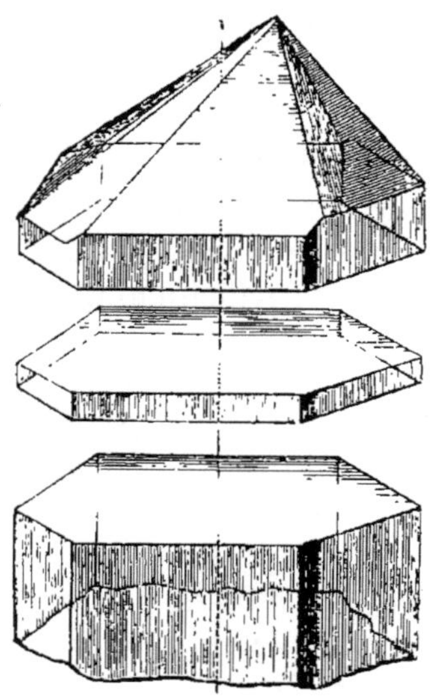

Fig. 56.

réfraction la lumière se polarise également. Si l'on fait tourner devant une plaque de tourmaline brune ou verte taillée *parallèlement* à son axe de cristallisation, une tourmaline semblable, en regardant au travers et dirigeant la vision vers le ciel ou un objet éclairé, on remarque que tantôt la lumière s'éteint ou se polarise, et que tantôt la clarté apparaît. Pour rendre commode cette expérience, on se sert de l'instrument appelé *pince à tourmalines,* et qui consiste en une lame de cuivre recourbée faisant pince, et portant à sa partie supérieure les deux plaques de tourmaline, dont une peut se mouvoir circulairement.

Chaque praticien doit posséder cette pince, afin de pouvoir vérifier les verres. Le moyen d'éprouver un verre en cristal de roche est fort simple : on croise les tourmalines de façon à éteindre la lumière, puis on place entre elles le cristal, ce qui est facile en écartant les branches de la pince ; on dirige ensuite l'instrument vers le ciel ; si le morceau est taillé perpendiculairement à l'axe du cristal, on voit apparaître de magnifiques anneaux circulaires colorés ; dans le cas contraire, c'est-à-dire si le cristal est mal taillé, rien ne se montre. Il est important d'observer que *les anneaux doivent occuper le centre du verre* ; s'ils se trouvent sur les côtés, le verre doit être considéré comme mauvais. Quelquefois on observe des *anneaux hyperboliques* ; alors la taille est mauvaise, car elle est légèrement oblique par rapport à l'axe.

Nous indiquerons aussi une erreur généralement répandue, relative au cristal de roche. Cette substance étant plus réfringente que le *crown-glass* pur, il faudrait, pour obtenir un foyer donné, employer des courbures moins fortes que pour le *crown* ; cependant, tous les verres en cristal de roche que l'on fabrique sont faits de même que ceux en verre. Ainsi pour obtenir du n° 18, il faut donner des courbures, 18 1/4 au cristal de roche. Il arrive donc que presque toutes les personnes qui font usage de ces verres *ont un numéro plus fort que celui qui leur convient* ; car on leur fait essayer le numéro avec des verres en *crown impur*, puis ensuite on leur ionne des verres en cristal de mêmes courbures. On devra donc faire attention à cette remarque, et savoir qu'il faut donner au cristal de roche des courbes différentes de celles du verre.

Si on a lu attentivement ce que nous avons dit, il en résultera : 1° que le *crown-glass pur est le seul verre capable d'être employé pour les lunettes.* Qu'il doit être fait par des verriers spéciaux ; 2° que *le flint-glass doit être tout à fait rejeté, car il est moins dur que le crown, et qu'il irise les objets* ; 3° que *le cristal de roche,* bien qu'il soit taillé perpendiculairement à l'axe des cristaux, jouit de même de la double réfraction et qu'il doit *être rejeté.*

DU TRAVAIL OPTIQUE DES VERRES.

Avant d'être travaillé, le verre est *choisi*, chaque morceau est régardé à la loupe ; si l'on y découvre des

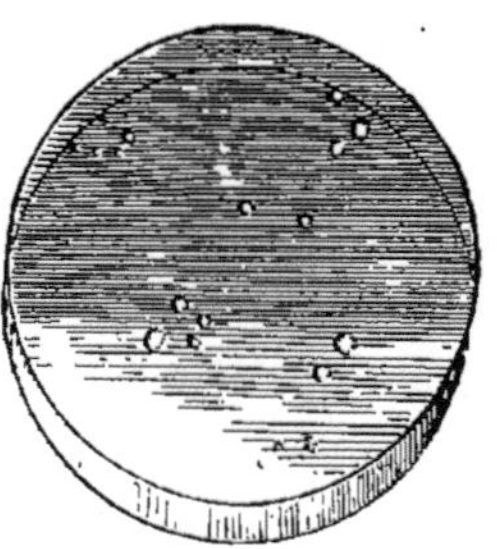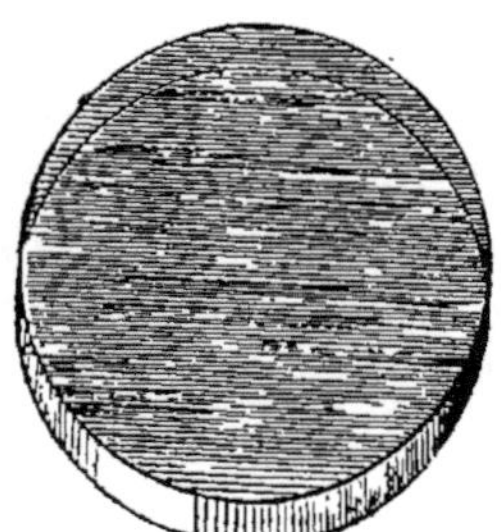

Fig. 57.   Fig. 58.

bulles (fig. 57) et des *stries* (fig. 58), chez les opticiens consciencieux, il est rejeté. Les bulles d'air que souvent l'on ne peut éviter dans la fabrication des grands verres doivent ne pas exister dans les petits, et en particulier dans les verres pour lunettes. Cependant une petite bulle serait encore moins nuisible que les *stries* ou *fils* qui proviennent d'un mauvais mélange des matières vitrifiables. Ces défauts donnent aux verres différents pouvoirs réfringents, et il est facile de comprendre les fâcheux effets de verres produits avec une substance non homogène.

Si la substance première est mal faite, on peut aussi y découvrir des défauts ayant l'apparence de flocons de

neige et appelés pour cette raison des *neiges*. On peut
aussi y voir des particules terreuses, métalliques, des
taches de diverses formes, etc.

Une autre qualité que doit présenter le verre pour
les lunettes, c'est qu'il doit être dur et non décomposable à l'air. Lorsqu'il remplit les conditions que je
viens d'énoncer, l'opticien le juge bon à être soumis au
travail.

Les verres destinés aux télescopes, aux grands instruments, viennent de verreries spéciales sous forme de
disques de différents diamètres et d'épaisseurs variées;
sur les côtés des disques, on fait des *facettes polies*, ce
qui permet d'examiner la qualité des verres.

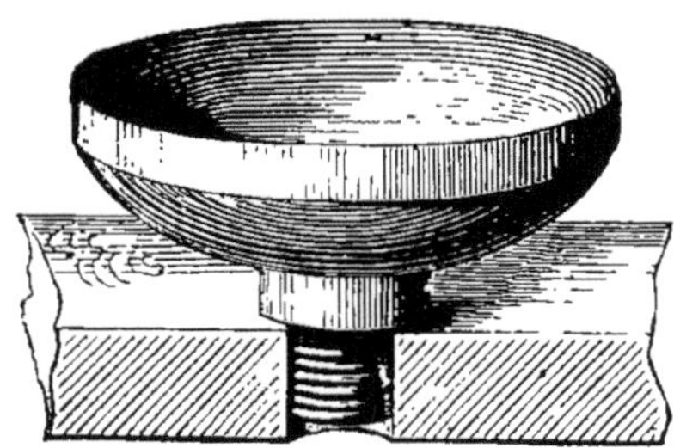

Fig. 59.

Pour les petits verres, on emploie aussi des petits disques ; mais souvent on fait *scier* les disques en tranches,
que l'on découpe en morceaux appropriés.

Comme nous l'avons dit, le verre employé en optique
est tantôt du *crown-glass* ou du *flint-glass*. Le cristal
de roche se travaille comme les verres déjà nommés.

Que l'on se serve d'un disque épais, d'une plaque de
verre etc., il faut donner une courbure au verre pour le
transformer en lentille optique.

La courbure s'obtient en usant le verre vert de l'é-
meri mouillé sur des calottes de cuivre. L'outil représenté fig. 59 se nomme *le bassin*, celui fig. 60, *la balle*.
On comprendra de suite que le *bassin* sert à faire les

verres bombés ou convexes, et la *balle* les *verres creux* ou *concaves.*

Chaque outil représente un rayon de courbure. Dans les ateliers d'optique, on a trois ou quatre cents paires d'outils, ayant des courbures depuis 20 pieds jusqu'à 1/5 de ligne. Les outils sont généralement numérotés en pouces et en lignes; dans quelques ateliers, on les marque en centimètres et en millimètres. C'est à l'aide des mathématiques que l'on détermine les courbures qui conviennent aux verres, suivant l'usage auquel on les destine.

L'outil, muni d'une tige à vis, se fixe *sur le tour de*

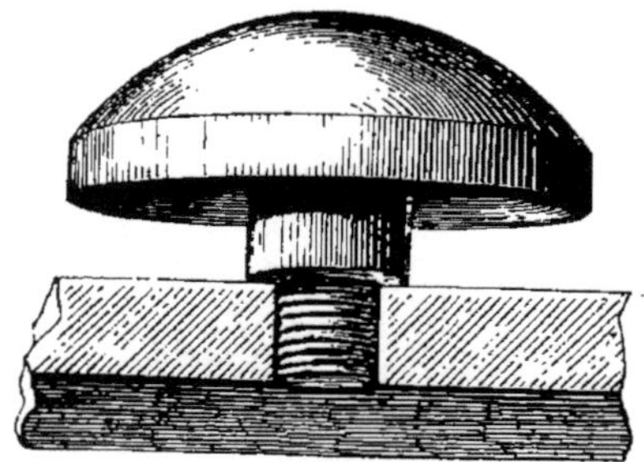

Fig. 60.

l'opticien, soit dans un écrou fixe, soit sur un arbre mobile qui peut se mouvoir circulairement.

Le travail circulaire ou à la bande à l'outil fixe (fig. 61) se pratique pour les verres d'un certain diamètre. Pour les petits verres, *on travaille sur le tour* (fig. 62).

Nous avons dit que l'émeri était le corps usant employé pour travailler les verres. On sait que l'émeri est du corindon granulaire ferrifère, ou, en d'autres termes, de l'alumine à l'état de corindon, mêlée d'oxyde de fer. C'est un coprs d'une ténacité excessive; après le diamant, c'est la substance la plus dure.

L'opticien se sert de l'émeri à différents degrés de finesse; on met de l'émeri dans de grands baquets munis

de robinets, on ajoute de l'eau, on remue le mélange, on
cesse d'agiter, puis on reçoit le liquide à l'aide d'un robi-
net : on laisse déposer et on obtient un émeri d'un degré
de finesse en rapport avec le temps qui s'est passé avant
de laisser écouler le liquide. Nécessairement, plus il se
sera écoulé de temps, plus l'émeri sera fin, et *vice versa*.

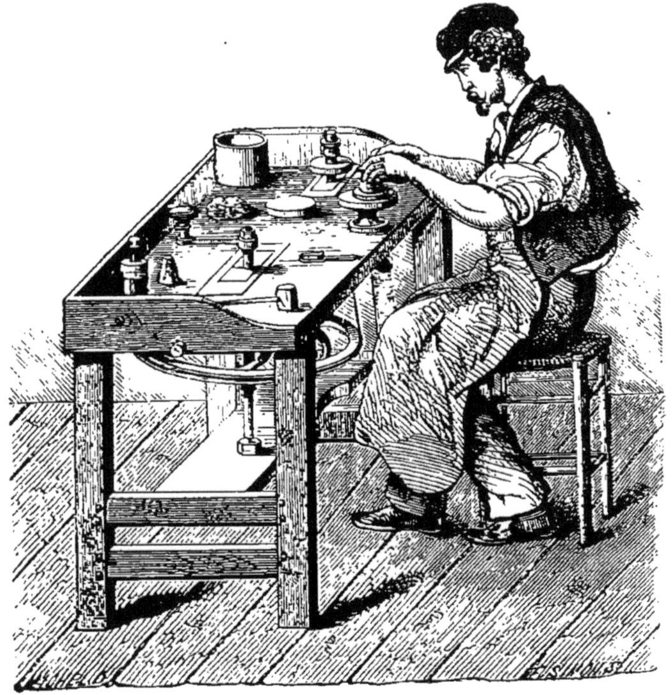

Fig. 61.

Sans entrer dans des détails techniques, nous dirons
que le verre étant fixé sur une mollette en liége on le
passe dans l'outil avec des émeris de plus en plus fins.
On mouille l'émeri avec de l'eau et le verre finit par
présenter une grande douceur de grain; il est alors
douci. — Cela fait on colle du papier sur l'outil, on y
projette du tripoli fin, et le verre étant mis en contact

vec ce polissoir on finit au bout d'un certain temps par obtenir ce poli vif que chacun connait.

Les très-petits verres se polissent sur des polissoirs en poix collée sur l'outil, et à l'aide de portée d'étain mouillée. Pour les grands verres, on peut employer ce

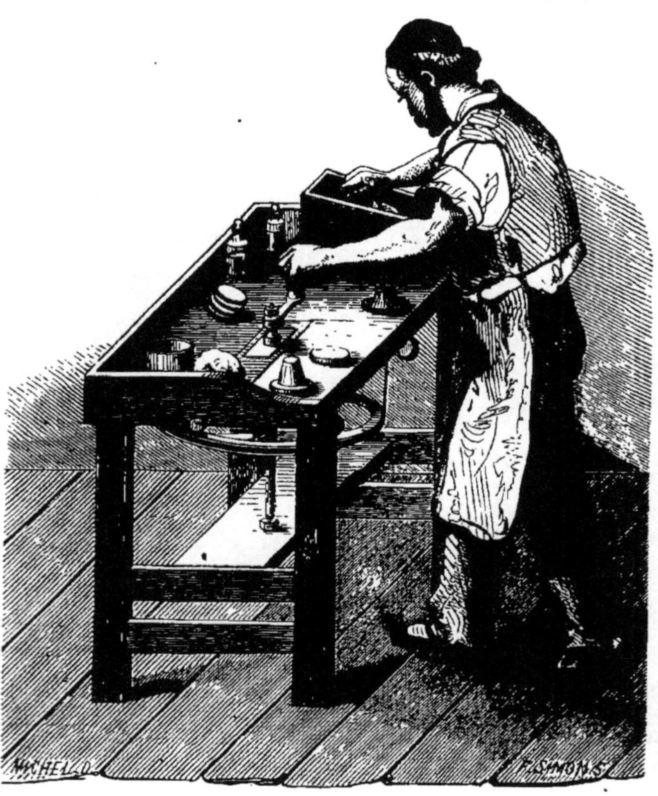

Fig. 62.

moyen ; mais il faut prendre de grandes précautions. On obtient alors par le *polissage à la poix un poli aussi vif que possible.*

Certaines substances se polissent sur de la soie et avec de la potée d'étain ; tel est, par exemple, le spath **d'Islande.**

En général, les *bons verres se font séparément*, et avec les précautions que je viens d'indiquer. Relativement aux verres de lunettes, spécifions encore qu'ils doivent être faits avec du *crown-glass pur* ; qu'ils doivent être *bien centrés, égaux d'épaisseur, travaillés un à un, polis au papier mince, au tripoli et à la potée d'étain*.

Pour les verres à cataracte, qui demandent un poli très-vif, *on doit les polir à la poix.*

Les verres ordinaires se font en verre à vitres ou en glace commune (*crown-glass* impur); ils sont aussi fabriqués *au bloc,* c'est-à-dire en masse. Pour les faire, on colle, à l'aide de mastic compact, cinquante ou cent morceaux de verre sur le bassin ou sur la balle, puis on place par-dessus l'outil inverse, avant que le mastic ne soit refroidi ; cela fait, on n'a plus qu'à saisir l'outil armé de verres, et à le frotter avec le corps usant dans l'outil opposé. Cette méthode est fort mauvaise, car tous les verres placés près de la circonférence n'*ont pas de courbures régulières*, et leur poli est ondulé. Tous les verres au bloc sont polis sur du drap épais enduit de rouge anglais ; *la machine à vapeur fait mouvoir les outils*, et l'on produit ainsi cette masse de mauvais verres dont l'usage donne naissance à des amblyopies et à des maladies des yeux de toute nature.

Ces verres sont les plus répandus; on en fabrique 5,000 paires par jour, dans un rayon peu éloigné de Paris.

A Paris, on fait des verres au bloc manuel, et on ne travaille que 20 ou 30 verres à la fois; en les triant et en choisissant les meilleurs, on peut encore avoir des verres de qualité médiocre, mais qui ne peuvent être comparés avec ceux travaillés isolément au papier, et faits avec du *crown-glass* pur ; on fait aussi rarement des verres en *crown* impur, polis séparément ; mais à quoi bon, puisque la matière première est mauvaise ?

Les verres parfaits en *crown-glass* pur sont polis un

à un sur le tour. Si l'on voulait avoir encore une plus grande précision, il faudrait, pour tous les numéros faibles et moyens, les polir à *l'outil fixe et à la bande*. Ce serait alors la quintessence de la précision. On devrait aussi *ajuster les verres dans les montures lorsqu'ils sont préparés*, puis, les ayant centrés, les finir et les polir. On comprendra alors qu'il serait impossible que les verres fussent décentrés, puisqu'ils auraient été travaillés ayant été placés dans les montures avant d'être terminés.

Nulle part je n'ai vu indiquer ces précautions, et certes elles représentent LA PRÉCISION MATHÉMATIQUE.

Nous dirons en terminant que l'on doit essuyer les verres avec du linge de fil (batiste), et jamais avec de la peau ou de la soie, ce qui graisse ou raye les verres.

Jusqu'ici on a beaucoup écrit sur les lunettes, mais on n'a pas insisté sur les moyens qui doivent servir à les faire parfaites. Cependant, cette question, tout à fait négligée, est de la plus haute importance car ce n'est pas tout que d'ordonner des lunettes, il faut en cette matière ne conseiller que des auxiliaires parfaits, sous peine d'altérer la vue. On peut le dire, à notre époque, la question des lunettes est à peine connue, en ce qui regarde la question de l'instrument lui-même.

FORMES DONNÉES AUX VERRES DE LUNETTES

On distingue dans l'usage général deux sortes de verres : ce sont ceux *isocèles* et ceux *périscopiques*.

Les verres dits *isocèles*, comme leur nom l'indique, ont leurs *courbures égales* (fig. 63-64) — Les verres périscopiques, de περί, autour, et σκοπέω, voir, ont des courbures inégales

Le verre convexe (fig. 65) présente la plus forte courbure à l'extérieur, tandis que c'est le contraire pour le verre concave (fig. 66).

Les verres les plus employés sont les verres isoscèles ;

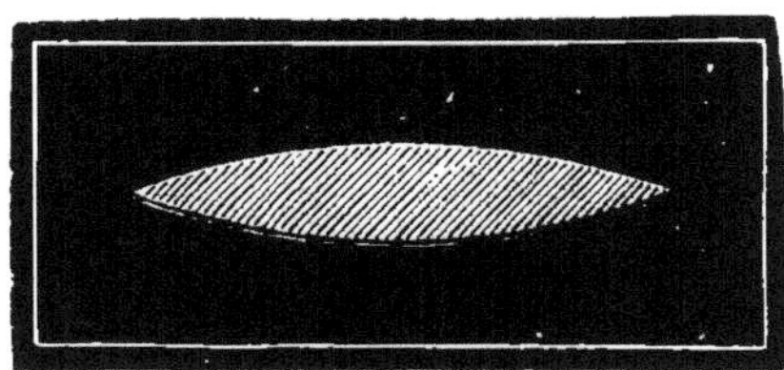

Fig. 63.

cependant, au point de vue optique, ce ne sont pas les meilleurs, et généralement, *sauf dans certains cas*

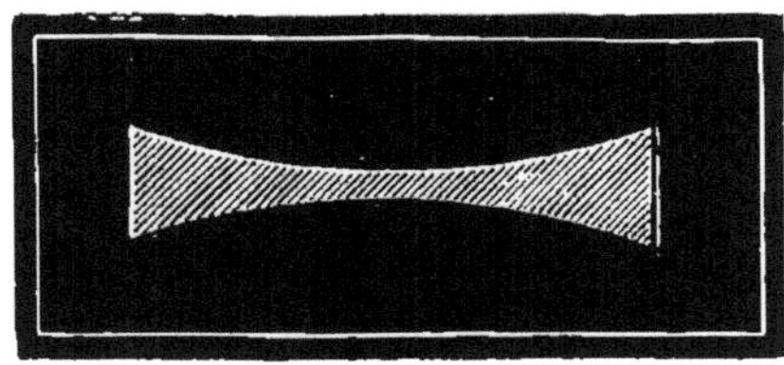

Fig. 64.

spéciaux, les verres périscopiques valent mieux. En thèse générale, on peut dire que les verres périsco-

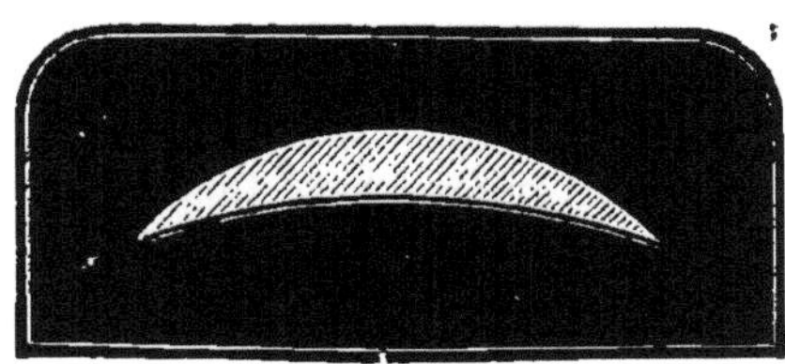

Fig. 65

piques pour la presbyopie sont préférables à tous les au- tres, pour la lecture, l'écriture et pour les objets éloignés. Pour la myopie, il en est de même, et s'il arrive qu'un myope ou un presbyte trouve que les verres isocèles le font mieux voir, c'est qu'il est déjà habitué à cette forme de verres ; dans ce cas, il sera difficile de lui en donner d'autres, car l'œil s'est accommodé d'une manière si intime, qu'il sera inutile d'insister.

Je ne sais pourquoi certains auteurs ont blâmé les verres périscopiques ; car il est connu en optique, qu'à force égale une lentille périscopique donne une netteté plus grande, sur une surface donnée, que ne pourrait le faire une lentille isocèle ; pourquoi donc hésiter, quand l'expérience vient même en matière de lunettes confirmer ce fait acquis ?

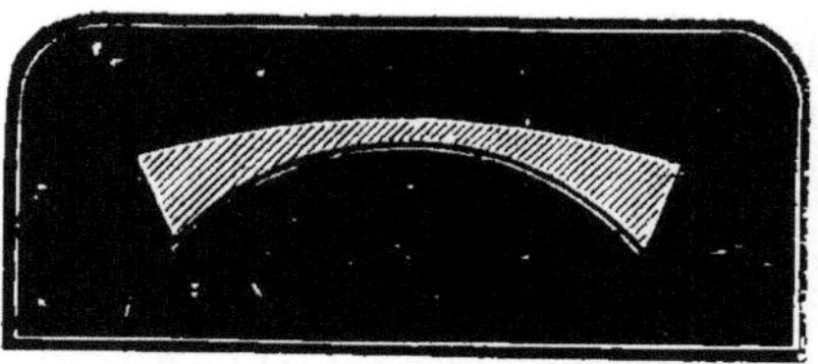

Fig. 66.

Cependant M. le docteur Mackensie, dans son savant *Traité des Maladies de l'œil*, traité si justement apprécié, dit, d'après M. Nicholson, que les verres de lunettes périscopiques donnent plus d'aberration de sphéricité et de réfrangibilité que les verres isocèles.

Vraiment, nous ne comprenons pas trop pourquoi cette remarque, qui est en contradiction avec l'opinion savante généralement admise. Pour nous, en suivant l'avis des gens célèbres tels que Descartes, Wollaston, Biot, nous dirons que les verres périscopiques sont, dans la plupart des cas, les seuls capables d'être employés utilement pour les lunettes ; car ils donnent une netteté égale **pour**

la perceptibilité des objets, tandis que les verres isocèles,
qui sont doués à un beaucoup plus haut degré d'a-
berration sphérique, ne donnent qu'une netteté centra-
lisée, d'autant plus grande que la force ou le foyer des
verres diminue. Le seul reproche que l'on puisse faire
aux verres périscopiques, c'est la gêne que cause, dans
certaines positions, la réflexion sur la surface intérieure,
mais on l'évite facilement par la position du point lumineux.

Wollaston popularisa les verres périscopiques, et c'est
à lui que l'on en doit l'introduction parmi nous ; c'est à
lui que l'on doit aussi la démonstration de leurs avantages : mais avant lui ils étaient connus, et notre grand
philosophe Descartes, qui vivait en 1650, les figurait
dans sa *Dioptrique,* bien qu'il voulût donner aux verres
des courbures hyperboliques, ce qui est pratiquement
impossible.

Martins avait imaginé d'appliquer aux verres de lunettes
des diaphragmes destinés à limiter la vision ou, en
d'autres termes, à n'admettre les pinceaux de lumière
que par le centre de la lentille. Wollaston a blâmé
les *visual glass ;* aussi nous dispenserons-nous d'y rien
ajouter.

« Watkins et Smith, opticiens anglais, avaient cher-
ché à remplir la même indication en construisant des
verres de lunettes qu'ils nommèrent improprement *achromatiques.* Ils étaient composés d'un lentille convexe et
d'un ménisque concavo convexe ; mais cette combinaison n'eût pas le succès que se promettaient les inven-
teurs. »

Charles Chevalier a, le premier, construit en 1841
des verres de lunettes réellement achromatiques, car
tous ceux dont on se sert décomposent la lumière et
irisent plus ou moins les objets. Nous avons représenté
(fig. 67 et 68) le verre achromatique convexe et concave. Pour la cataracte, ces verres présentent de réels

avantages. On donne aussi aux verres de lunettes d'autres formes que celles déjà citées. *Ainsi, on fabrique à tort des verres plan convexe et plan concave, ou bien des verres sphériques à courbures inégales. Tous ces verres doivent être rejetés, car ils sont entachés d'aberration à un haut degré.*

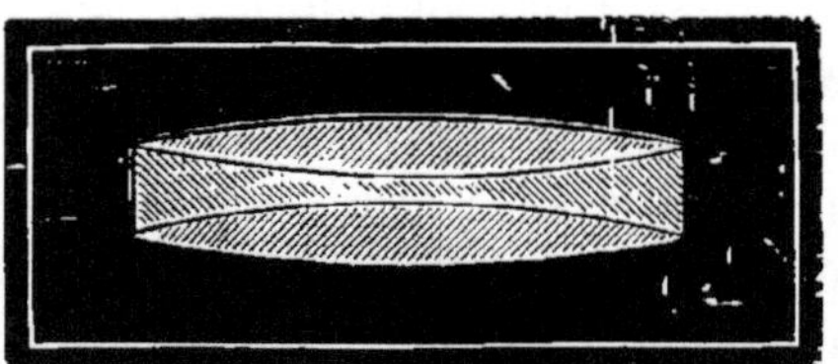

Fig. 67.

Les verres plans incolores servent dans certains cas pour garantir les yeux du vent et des corps étrangers; *s'ils ne sont point parallèles, ils doublent les points lumineux :* c'est donc un moyen de les vérifier. En les tenant à une petite distance des yeux, et en les faisant tourner, ils ne doivent non plus sembler faire bouger les objets.

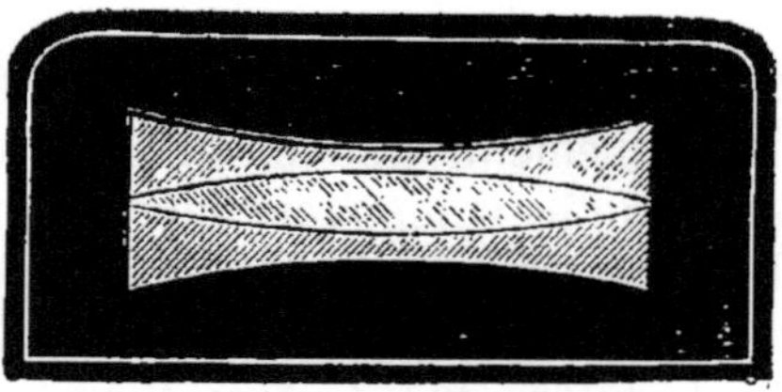

Fig. 68.

Les *verres bicylindriques concaves* ou *convexes à axes croisés* (fig. 69) sont pernicieux pour la presbyopie et la myopie, *sauf dans le cas d'astigmatisme.* Ils ont été imaginés par Galland de Chevreux

Cette forme de verres, tout à fait impropre à la construction de n'importe quel instrument d'optique, est tout à fait pernicieuse pour les verres de lunettes, et nous ne saurions trop indiquer que leur usage peut altérer la vue d'une façon tout à fait complète.

Ainsi que nous venons de l'expliquer, les verres cylindriques sont nuisibles lorsqu'il n'existe que de la myopie ou de la presbyopie, mais une affection étudiée

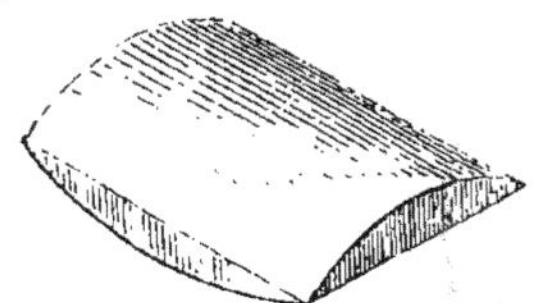

Fig. 69.

dans ces derniers temps par le savant professeur Donders a consacré l'emploi de ces verres pour l'*astigmatisme*.

On les emploie *plan-cylindriques* à axe unique ou *sphero-cylindrique*, ou encore *bi-cylindriques*.

La figure 70 représente un *verre prismatique*. Cette forme est employée dans la *diplopie.*

On sait que les prismes ont la propriété de dévier les

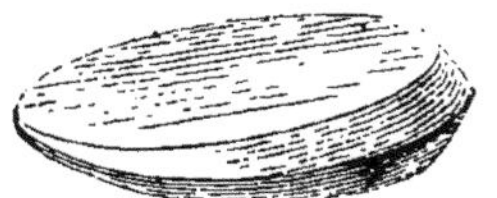

Fig 70.

rayons lumineux vers leur base, comme le montre la figure 71 qui explique les déviations de la vision à l'aide des prismes.

On emploi des verres prismatiques de 1 à 20 degrés.

Ces prismes devront être en *crown pur*, *parfaitement polis*, et *d'un angle précis* déterminés avec d'excellents goniomètres. Nous avons déjà expliqué la diplopie.

8

Nous indiquerons, en terminant, le moyen dont on doit se servir pour trouver le foyer des verres. Chacun sait que si on place sur un verre convexe d'un foyer donné un verre concave du même foyer, cette réunion produit un verre ne grossissant ni ne rapetissant les objets ; donc, étant donné un verre convexe ou concave dont le numéro est inconnu, on cherche un verre qui,

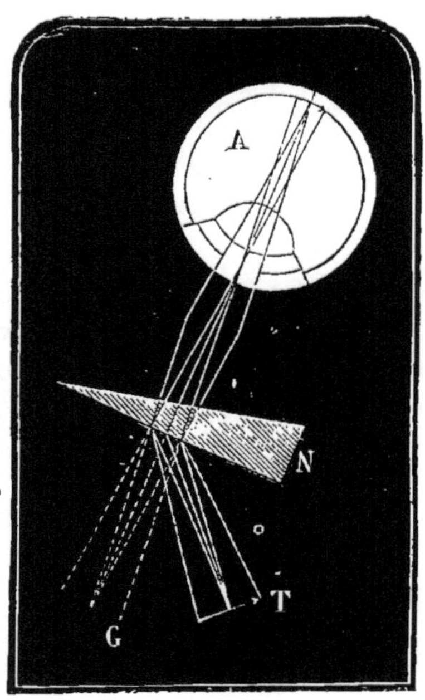

Fig. 71

lui étant juxtaposé, constitue un verre qui produise l'effet cité, et comme les verres qui servent d'expérience sont numérotés, il n'y a plus qu'à lire le foyer.

On pourrait, pour les verres convexes, chercher le foyer au soleil, et le mesurer ; mais, pour les verres concaves, la chose est plus difficile : aussi nous ne l'indiquerons pas, car elle n'est pas pratiquée.

VII

DES VERRES COLORÉS ET DE LEURS USAGES.

Relativement aux verres colorés, nous dirons que les meilleures teintes sont celles *bleu noirâtre* et *enfumée* (teinte neutre) [1], que l'on doit employer suivant les cas, comme nous l'indiquerons.

C'est aux recherches de l'abbé Rochon, de Vincent et de Charles Chevalier que l'on doit l'indication de ces teintes. La teinte verte ou bleue doit être totalement bannie : la teinte verte est mêlée de jaune et donne une teinte verdâtre et rougeâtre à tous les objets : la teinte bleue est mêlée de rouge et rend bleues ou jaunâtres les choses que l'on regarde. En plaçant devant l'œil un verre vert ou bleu, au moment où on le retire, les objets apparaissent rouges ou jaunes, sensation provenant de la couleur complémentaire ; on comprend alors pourquoi ces verres doivent être rejetés.

Les recherches précitées ont eu pour but de trouver une nuance qui affaiblisse la couleur des objets sans en changer la teinte ; et quoi de plus rationnel ? Comment espérer une amélioration avec des verres qui changent la couleur des objets, qui blessent par conséquent la rétine ?

[1] Cette teinte est improprement appelée, teinte fumée de Londres.

On a cru devoir préconiser la teinte bleue, en disant que cette teinte détruisait les rayons jaunes; mais où se trouvent ces rayons. Le jour, les rayons colorés sont peu répandus; le soir nos lumières nous donnent du jaune, du rouge, de l'orangé; comment combattre tout cela à l'aide des teintes complémentaires. On le voit, la teinte qui affaiblit la lumière sans changer la couleur des objets est la meilleure, et cela ne souffre aucune difficulté pour être saisi.

A propos de l'emploi des verres bleus et verts, je citerai deux exemples que j'emprunterai au docteur Szokalski. Ainsi il cite un malade qui, après s'être servi quelque temps de lunettes portant des verres bleus, pendant les jours nébuleux de l'hiver, fut convaincu pendant deux jours qu'un beau soleil éclairait l'horizon. — Un albinos, qui usait des verres verts, voyait tous les corps rouges dès qu'il quittait ses lunettes.

On pourrait multiplier ces faits; ils se présentent à chaque instant.

Dans certains ouvrages, on voit encore des citations singulières; on conseille la teinte bleuâtre ou verdâtre : c'est là une erreur dont il faut se défier et bien y regarder lorsqu'on prescrit des verres teintés. Un bon moyen pour éprouver la teinte des verres et voir surtout s'ils ne contiennent pas de rouge, c'est de pencher les verres de façon à ce que l'une des surfaces réfléchisse la lumière; on voit alors, si le verre contient du rouge, une teinte bleue violacée, qui dévoile de suite le défaut que j'ai signalé.

La fabrication des verres colorés présente une lacune, car la matière première employée aujourd'hui n'est pas parfaite.

Signalons aussi un grand défaut, celui de la multiplicité des teintes ; car il faut bien le dire, il existe des verres colorés de mille et mille teintes différentes, et c'est cela qui fait la confusion. Pourquoi cela arrive-t-il ? Le pourquoi, le voici : les verres teintés sont tous faits en verre à vitres ordinaire coloré plus ou moins grossièrement. Certains verriers, de temps à autre, font des vitres de ce genre, et les opticiens sont obligés de s'arranger de ces grossiers vitraux pour faire leurs verres colorés. Tel est l'état déplorable des choses ; aussi, dans l'état actuel, est-il impossible de se procurer des verres colorés entièrement parfaits. Il faudrait que nos savants verriers produisissent du *crown coloré très-pur* ; mais jusqu'ici ils n'ont pu s'y décider.

En verrerie, la couleur enfumée s'obtient en mêlant au verre un mélange d'oxydes de fer, de cuivre et de cobalt. Pour faire le verre bleu, on emploie l'oxyde de cobalt, et l'oxyde de manganèse pour le verre violet. Le verre vert s'obtient avec le sesquioxyde de chrome, les sels d'urane ; le verre jaune, avec l'oxysulfure d'antimoine ; le jaune-orangé, avec l'argent.

L'usage des verres colorés est indispensable dans certains cas : dans les contrées couvertes de neige, dans les pays où la lumière solaire est intense, on ne peut s'en passer. Du reste, les peuples qui ne connaissent pas les verres colorés se garantissent très-bien de l'influence de la lumière. Ainsi les Esquimaux se peignent le pourtour des yeux en noir. Ils se servent aussi de pièces de bois en forme de coque, au milieu desquelles se trouve une fente ; ils appellent ces instruments grossiers des yeux de neige *(snow blindness)*, et cela les garantit très-bien de l'éclat de la neige, et empêche l'altération de leur vue.

Outre ces cas particuliers, les verres colorés sont utiles pour les yeux sensibles à la lumière *(photophobie)*, dans les choroïdites, les iritis, après l'opération de la cataracte, et dans une multitude de cas. Seulement il faut bien remarquer que si dans tel ou tel cas les verres colorés sont utiles, *qu'ils peuvent altérer la vue s'ils sont pris inconsidérément. Dans la myopie, ils sont presque toujours indispensables*, et généralement on fait bien *d'avoir des verres colorés pour le jour et pour le soir ;* nécessairement, ces derniers seront beaucoup moins foncés. Comme M. Desmarres, *nous pensons qu'ils sont nuisibles dans la presbyopie.* Les verres colorés, de teinte légère, seront encore utiles dans certaines professions, où la lumière est réfléchie sur des corps polis et brillants; ils seront toujours indispensables aux verriers, fondeurs, etc. Ces derniers n'y font pas attention, et dans les verreries que nous avons visitées, les ouvriers travaillent sans verres colorés ; ce sont autant d'amblyopies et d'amauroses qu'ils se préparent.

Charles Chevalier indique une excellente précaution pour les verres colorés ; la voici telle qu'elle se trouve dans son *Manuel des Myopes et des Presbytes :*

« Quelle que soit l'espèce de verre coloré dont on fait usage, il faut fermer les yeux au moment où l'on retire les lunettes, parce que l'organe éprouve toujours une sensation très-pénible lorsqu'on l'expose à la transition trop brusque d'une douce clarté à une lumière éclatante. Cette observation est encore applicable aux lunettes ordinaires. »

Nous avons spécifié qu'il ne fallait employer que deux teintes, celle enfumée ou celle bleue noirâtre (teinte neutre). Nécessairement on doit employer différentes valeurs de teintes. Ainsi on se servira de la *teinte foncée,* de la *teinte moyenne,* de la *teinte légère* et de la *teinte extra légère.* Pour garantir l'éclat du soleil, on devra prescrire la teinte enfumée foncée ou moyenne ; mais lorsqu'il s'agira d'atténuer la lumière par un temps gris et dans les pays où le soleil est rare, on devra dans ce cas prescrire la teinte bleue noirâtre de teinte moyenne ou légère. Dans certains cas, on retirera de grands avantages par l'emploi des verres bleu noirâtre de teinte extra légère. Cette dernière teinte doit surtout être conseillée aux myopes, et dans tous les cas où les verres colorés sont utiles pour les objets rapprochés.

On peut classer les verres colorés, répandus dans le commerce, dans l'ordre suivant, par rapport à la quantité de lumière qu'ils absorbent.

Bleu pur.
Bleu noirâtre, (teinte neutre).
Enfumé.
Vert noirâtre.
Vert.
Jaune noirâtre.

Le bleu absorbe moins la lumière, mais il donne la couleur complémentaire ; — le vert agit de même ; — le ver noirâtre et le jaune sont nuisibles. Il reste donc le bleu noirâtre et la teinte enfumée, ainsi que nous l'avons dit.

Cette teinte bleu noirâtre ou *neutre* est celle que l'on doit employer le plus souvent. Elle est formée de bleu pur, dans lequel on mélange une petite partie de noir. On obtient ainsi une substance atténuant la lumière. sans causer de fatigue ni de couleur complémentaire. — Le *bleu pur* dit *bleu cobalt* est sans nul doute pernicieux, éblouissant, et donne la sensation du jaune dès qu'on retire les lunettes. — On ne peut guère comprendre pourquoi on a préconisé cette teinte Dans tous les cas, la valeur des teintes doit être bien examinée dès qu'on prescrit des verres colorés ; cela dépend de l'usage qu'on doit en faire.

Les verres colorés se font plans, concaves ou convexes; mais quelquefois il est nécessaire d'associer à la puissance des lunettes convexes ou concaves à verres incolores l'action bienfaisante des verres colorés ; on a donc imaginé d'adapter aux lunettes ordinaires des cycles ou cadres supplémentaires articulés à charnières et garnis de verres colorés. Ces cadres viennent s'appliquer contre les tempes, empêchent l'introduction des rayons latéraux, et il suffit de les rabattre sur le corps de la lunette,

pour obtenir l'effet combiné de la teinte colorée et du
verre destiné à rétablir l'énergie de la vision. Ordinairement les cadres sont en forme de *fer à cheval*, c'est la
meilleure disposition pour ces lunettes (fig. 72); mais
elles ont l'inconvénient d'être plus lourdes, et lors-

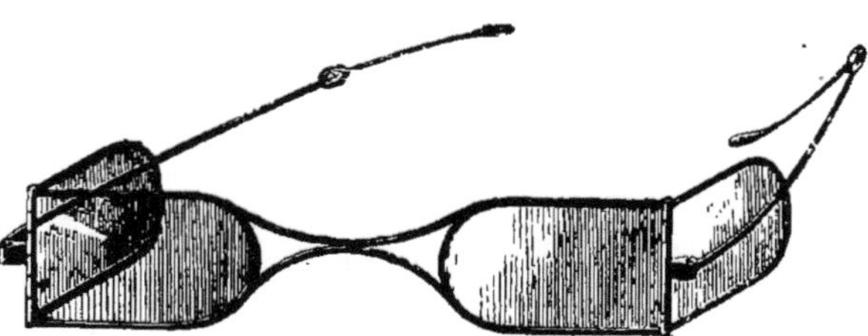

Fig. 73.

qu'elles ne sont pas indispensables, on préfère généralement réunir dans un seul et même verre la teinte et la
forme convenables, soit en employant du verre coloré,
soit en soudant le verre bleu au blanc, ainsi que l'a
proposé M. Lerebours père. Cette dernière méthode a l'a-

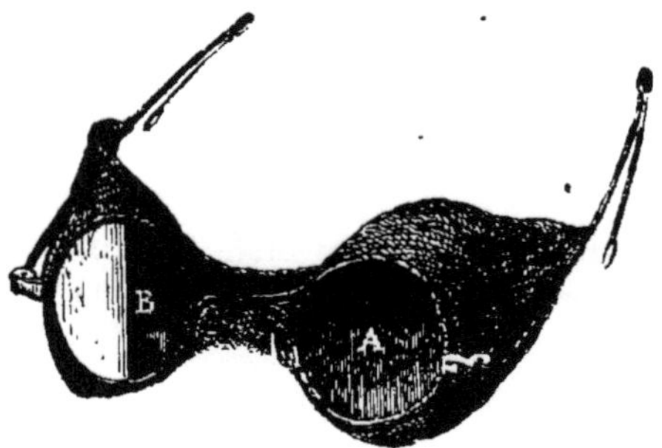

Fig. 72.

vantage d'éviter la coloration trop foncée et inégale des
lentilles à fortes courbures.

Si la lumière latérale fatigue, on peut facilement ajouter sur les côtés des lunettes des goussets en crêpe noir
double (fig. 73), et surtout bannir le taffetas, car il ne

laisse pas passer l'air, et l'œil, emprisonné entre l'étoffe
et les verres, contracte, petit à petit, une ophthalmie souvent sérieuse. Le crêpe laisse passer l'air et intercepte
suffisamment la lumière.

Nous ne parlerons ici des *lunettes coquilles* (fig. 74)
que pour indiquer qu'elles sont tout à fait *nuisibles*. La
forme de ces verres empêche d'avoir un parallélisme
parfait, à moins d'employer des soins infinis, qui souvent
restent infructueux. Du reste, presque tous les verres
coquilles sont faits en *verre soufflé*.

En tenant une lunette coquille à une certaine distance
des yeux, et en faisant remuer doucement les verres,
on verra, en regardant à travers, que tous les objets

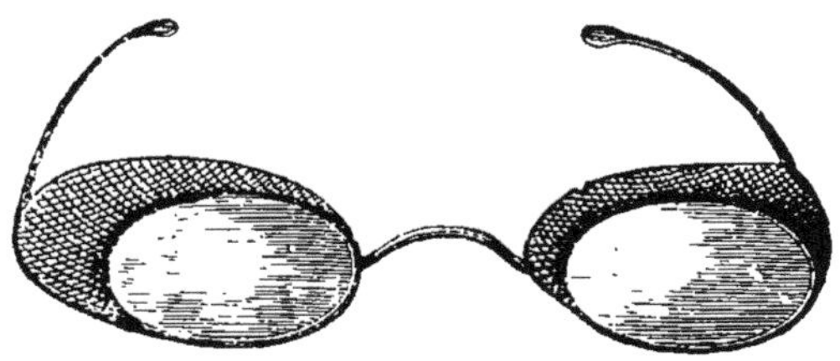

Fig **74**

semblent bouger, preuve certaine du manque de parallélisme et du fâcheux effet que cela peut avoir sur la
vue. En faisant tourner circulairement un verre-coquille
au devant de l'œil, les objets se déforment. J'ai vu des
personnes ne pouvoir se diriger, lorsqu'elles faisaient
usage des lunettes-coquilles. *Pour nous, nous considérons ces lunettes comme de véritables instruments
de torture.*

Les lunettes dites *chemin de fer* (fig. 75) peuvent
être recommandées, et sont utiles pour garantir de l'é-
clat de la lumière, du vent et de la poussière.

*Mais la meilleure manière d'employer les verres co-
lorés est de les placer dans des montures ordinaires*

à grands cercles ; de cette façon ils soulagent tout à fait les yeux.

En terminant, je parlerai de l'*abat-jour ou garde-vue*. L'abat-jour de nos ancêtres ne serait pas un mauvais moyen, s'il ne comprimait pas les tempes et s'il n'échauffait pas un peu les yeux; il a de plus l'inconvénient d'être fort laid ; cependant, dans certains cas, on peut le recommander, car il peut rendre des services.

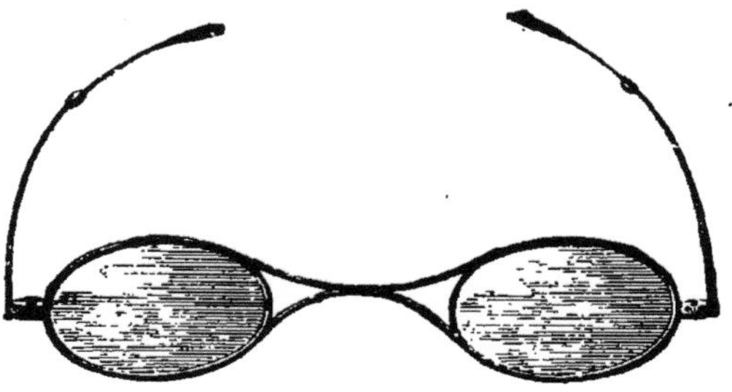

Fig. 75.

VIII

DES NUMÉROS OU FOYERS DES VERRES DE LUNETTES
ET DES MONTURES

Les verres de lunettes sont classés par numéros indiquant leurs foyers, et comme la courbure d'une sphère est en raison inverse de son rayon, plus le rayon est petit, plus la courbure est forte, et *vice versa*. Ainsi, un verre du n° 20 est plus faible qu'un verre du n° 18 ; plus le numéro est bas, plus il est fort, et par contre plus il est élevé, plus il est faible.

Dans tous les traités, on a copié les tableaux de classification des verres, disposés et indiqués par Charles Chevalier, dans son *Manuel des Myopes et des Presbytes* en 1841 ; ce sont ceux qui sont employés généralement.

GRADUATION DES VERRES DE LUNETTES

DE

Charles Chevalier (1841)

MYOPIE.

1re Série en commençant par le n° 30 employé ordinairement par les personnes qui prennent des lunettes pour la première fois. } 60, 30, 20, 18, 16. Myopie faible.

2e Série dont l'usage est plus général.	15, 14, 13, 12, 11, 12. Myopie plus prononcée.
3e Série encore employée fréquemment.	9, 8, 7, 6, 5, 4, 1|2, 4. Myopie forte.
4e Série. Vues exceptionnelles, assez rares.	3/4. 33 1/2, 3. 2 3/4, 2 1/2, 2. 1 3/4, 1 1/2, 1. Myopie très-forte.

PRESBYOPIE OU PRESBYTIE.

1re Série. 60, 48, 36, 30, 24, 20. Presbytie commençante.

2° Série. 18, 16, 15, 14, 13, 12. Deuxième degré.

3e Série. 11, 10, 9, 8, 7, 6, 5. Presbytie bien prononcée.

4e Série. 4 1/2, 4, 3 1/2, 3, 2 1/2, 2, 1 3/4, 1 1/2, 1. Dernier degré.

Jusqu'à présent, la graduation des verres de lunettes est encore faite en pouces ; ainsi un verre n° 20 est un verre de 20 pouces de foyer. Charles Chevalier, dans son *Manuel des Myopes et des Presbytes*, a indiqué l'application du système décimal à la graduation des verres. Cette réforme importante, il n'a pu l'exécuter, car il aurait fallu renouveler tout un matériel. Elle a été proposée depuis comme nouvelle ; voici ce que Charles Chevalier écrivait à ce sujet en 1841 :

« *On a classé les verres de lunettes par numéros qui représentent leur distance focale estimée en pouces. Nous nous occupons d'appliquer le système décimal au numérotage des verres. Cette nouvelle classification par centimètres permettra de graduer plus délicatement l'échelle optique, la vue ne pourra que gagner à une transformation moins brusque ; mais, pour une telle réforme, il faut renouveler en entier le matériel que nous possédons actuellement, et ce travail, assez con-*

sidérable, ne pourra être terminé avant l'année prochaine.

On peut cependant, dans l'état actuel des choses, remédier à l'absence de graduation décimale en se servant des verres de foyers intermédiaires, dont l'emploi est indispensable dans certains cas, car certains foyers sont trop différents. Ainsi, du 30 on passe au 24, du 24 au 20, etc. Cependant le 27, le 22, sont des foyers dont on ne peut se passer: Voici le tableau des numéros intermédiaires tel que je l'ai décrit en 1859.

ÉCHELLE DE VERRES INTERMÉDIAIRES

DE

Arthur Chevalier (1859)

POUR LA MYOPIE ET LA PRESBYOPIE

Myopie ou presbyopie faible.
{ 90, 76, 66, 54, 42, 33, 27,

Myopie ou presbyopie moyenne et forte.
{ 22, 19, 17, 15 1/2, 14 1/2
13 1/2, 12 1/2, 11 1/2,
10 1/2,

Myopie ou presbyopie très-forte.
{ 9 1/2, 8 1/2, 7 1/2, 6 1/2,
5 1/2, 4 3/4, 4 1/4, 3 3/4,
3 1/4, 2 3/4, 2 1/4, 1 3/4,
1 1/4.

Pour l'hypermyopie, pour la cataracte, les verres doivent être gradués par lignes ; de cette façon on arrive à choisir mathématiquement le foyer convenable. A partir du n° 5, notre trousse à cataracte est ainsi graduée.

Ceux qui n'envisagent point la question des lunettes au point de vue tout à fait mathématique ou qui ne l'ont

pas suffisamment étudiée, pourront croire que ces pré
cautions sont puériles; mais j'ai fait à ce sujet des expériences si concluantes, que je ne crains pas d'avancer que
l'on doit agir ainsi. Étant presbyte, j'ai constaté que de
petites différences peuvent servir à soutenir la vue :
c'est ainsi, qu'ayant porté huit années le n° 30, j'ai pris
pendant quatre années le n° 27, et tout dernièrement, j'ai
adopté le n° 26. Cette différence d'un pouce dans le foyer
a suffi pour combler le déficit de réfraction qui me man-
quait. Ces précautions mathématiques sont donc d'un
réel avantage en matière de lunettes, et je n'ai pas hésité
à les signaler. Je suis donc décidé à me servir du 25
lorsque ma vue s'affaiblira, puis du 24, 23, etc. — En
matière de lunettes, c'est ainsi qu'il faut procéder, ou
autrement on compromet gravement sa vue.

DES MOYENS QUI SERVENT A DÉTERMINER LES NUMÉROS DES VERRES DE LUNETTES.

Voici un des chapitres les plus importants à consulter;
car ce n'est pas tout que d'avoir décrit les moyens de
fabriquer les meilleurs verres, leur classement par numéros, leurs formes, il faut maintenant pouvoir faire
le choix du numéro pour telle ou telle vue, de façon
à ce que l'adaptation soit parfaite pour le vice visuel à
corriger.

Un verre serait-il mille fois excellent, s'il est mal adapté
au genre d'affection qu'il doit modifier, il peut devenir
le plus pernicieux des instruments. Aussi on ne saurait
prendre trop de précautions pour faire le choix du numéro des verres.

Pour l'usage précité, on a imaginé plusieurs instruments nommés *optomètres* ou *visiomètres*; Young,
Scheiner, Javal ont fait d'excellents appareils pour cet
usage.

Le meilleur procédé, à notre avis, consiste à employer la formule décrite dans les traités de physique, et qui consiste, pour le presbyte, à multiplier la distance de la vision normale (30 centimètres ou 11 pouces) par la distance de la vision distincte, et à diviser le produit par la différence des deux distances.

Exemple :

Un presbyte doit lire à 11 pouces, et ne lit qu'à 24 pouces.

$$\text{On aura : } \frac{11 \times 24}{24 - 11} = 20 \text{ plus une fraction.}$$

Ce sera donc un verre de 20 pouces de foyer qui comblera le déficit de réfraction.

Pour un myope, on agira de même. La vision devant se faire à 11 pouces, et ne se faisant qu'à 6 pouces,

$$\text{on aura : } \frac{11 \times 6}{11 - 6} = 13 \text{ plus une fraction.}$$

Les numéros indiqués par le calcul sont ceux pour la vision des objets rapprochés. Pour la vision des objets éloignés, il faudra doubler le numéro indiqué pour le presbyte, et prendre la moitié de celui indiqué pour le myope.

Dans les exemples précités, le presbyte aurait besoin du numéro 40 pour les objets éloignés, et le myope du numéro 6 1|2. — Le presbyte emploie donc un numéro moitié plus faible pour voir de loin, ce qui est le contraire chez le myope. Cela s'explique naturellement si l'on se rappelle la théorie de ces deux sortes de vision.

Ainsi le presbyte qui réunit plus ou moins sa rétine, les rayons parallèles et divergents, ne peut réunir les rayons très-divergents ; il faut donc pour cela un verre plus fort, pour ces rayons qui viennent des objets rapprochés. Chez le myope qui réunit déjà les rayons très-divergents venant des objets rapprochés, il faut un verre plus faible que pour les rayons parallèles ou peu divergents, qui se réunissent en deçà de la rétine.

Ayant sans cesse constaté l'exactitude de la règle pré-

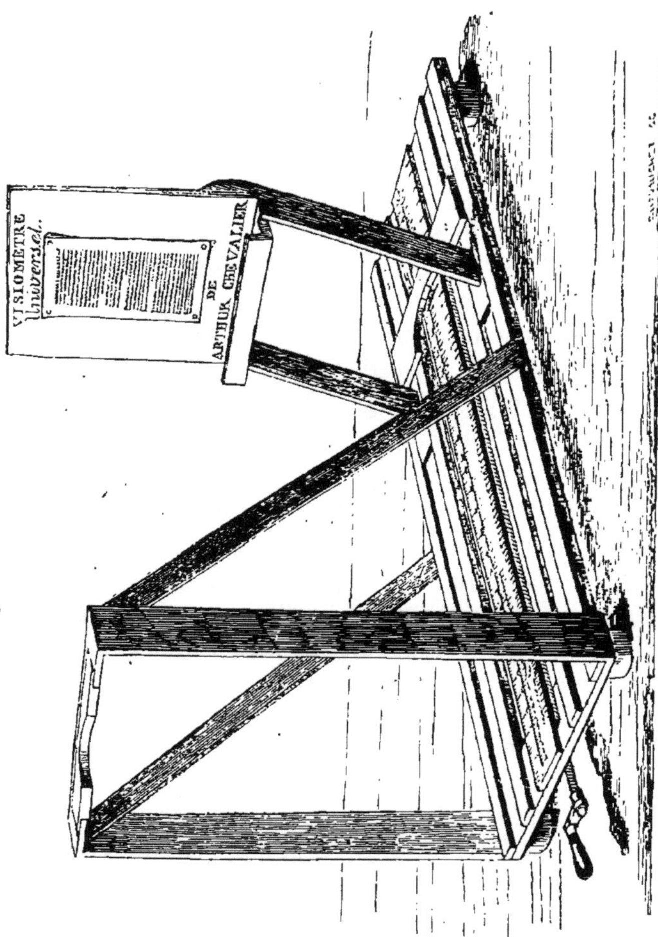

Fig. 76.

citée, je l'ai appliquée à un instrument représenté fig. 76, et que j'ai nommé *visiomètre universel*.

Sur une règle divisée court un écran vertical, que la personne met en mouvement à l'aide d'une vis, après avoir appliqué le front à la partie antérieure de l'appareil. En s'arrêtant à la distance de la vision distincte, il ne reste plus qu'à lire le numéro. Cet appareil peut rendre de grands services; mais il est embarrassant, et je l'ai réduit dernièrement à sa plus simple expression. — J'ai pris un mètre pliant en ivoire; d'un côté sont gravés les centimètres et les millimètres, de l'autre côté les numéros qui correspondent aux distances qui ont été déterminées en pouces par la formule précitée.

J'ai dû conserver d'un côté le système métrique, et, de l'autre, les foyers indiqués en pouces, puisque la réforme indiquée par Charles Chevalier, en 1841, n'est pas suivie.

Le visiomètre est gradué de façon à indiquer encore un grand nombre de numéros intermédiaires dont l'emploi est indispensable, car la question des lunettes ne sera définitivement résolue que lorsque le foyer des verres aura été calculé spécialement pour chaque affection. *Alors on ne se contentera plus des à peu près, et des gens de mérite seront seuls consultés à cet égard.*

Pour la presbytie forte, on emploie d'autres moyens de trouver le numéro, car la règle est impossible à appliquer pour ce genre de vision.

DES MONTURES DE LUNETTES.

Les montures peuvent se diviser en *lunettes*, *pince-nez*, *binocles*, *faces à main*, *lorgnons* ou *monocles*.

Les *lunettes* se composent du *corps* et des *branches*; le corps est formé par les cercles qui tiennent les verres, puis *le pont* réunit les cercles et vient reposer sur le haut du nez. Les branches servent à fixer les lunettes aux tempes et sur les oreilles.

Les *cercles* se font de forme ronde ou ovale. La forme ronde est peu gracieuse : il vaut mieux adopter celle ovale, en ayant soin de lui donner une *grande dimen-*

sion, car en regardant dans les lunettes, on ne doit pas apercevoir les cercles.

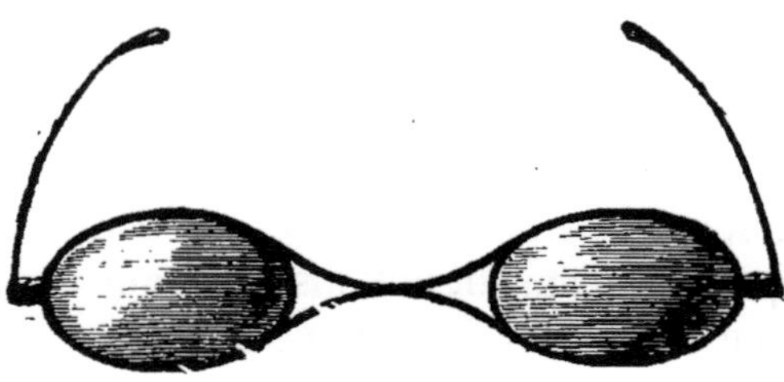

Fig. 77.

Les *branches* sont simples (fig. 77), ou doubles (fig. 78), les branches se terminent par une *spatule* (fig. 79) ou une

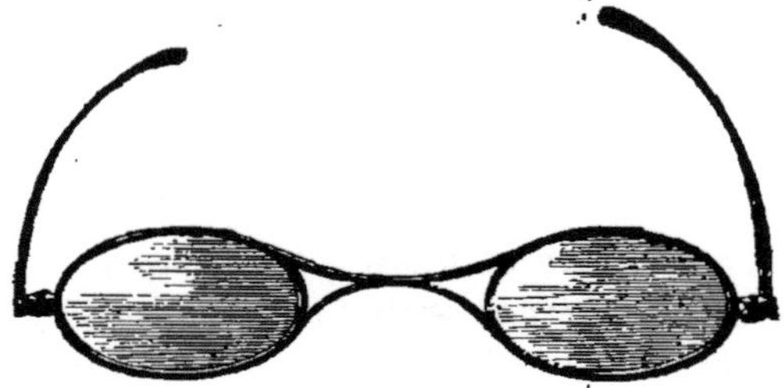

Fig. 78.

raquette (fig. 80). Ces dernières tiennent mieux, mais

Fig. 79, 80, 81.

elles ont l'inconvénient d'arracher les cheveux, ce qui n'arrive pas à celles à spatule. On fait aussi des branches terminées par *un crochet* (fig. 81) ; elles sont assez employées. On construit aussi des branches terminées par une petite *olive*. Ces dernières sont parfaites.

Chacun n'ayant pas un nez de même forme, *le pont* doit varier suivant les individus; ainsi les personnes dont le nez ne présente pas de courbure sensible feront usage d'un pont en ⋉ (fig. 82) ; celles dont le nez présente une courbure prononcée feront usage d'un pont en

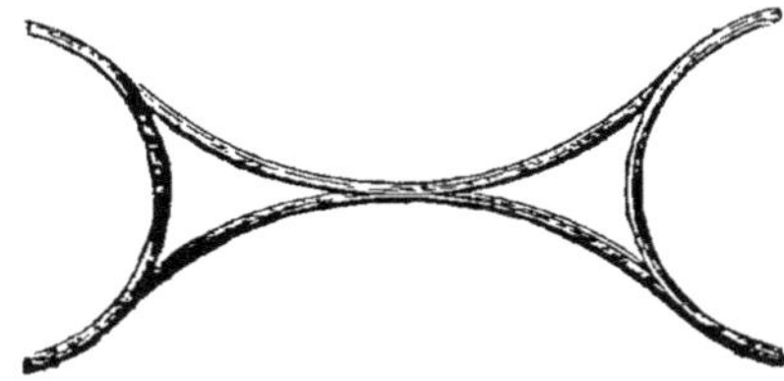

Fig. 82.

sente une courbure prononcée feront usage d'un pont en forme de ⋊ (fig. 83), ou d'un *demi-cercle*, ou encore

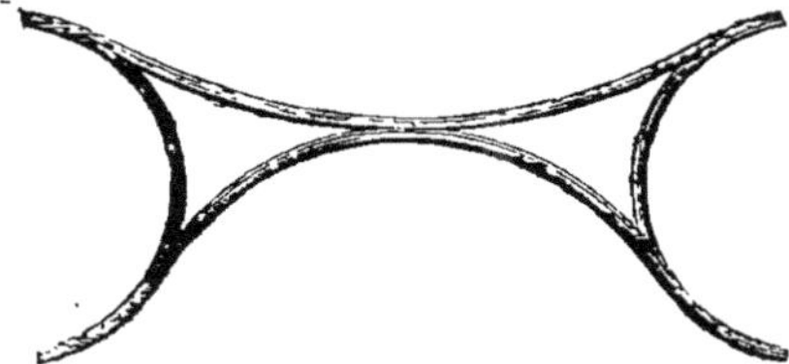

Fig. 83.

d'un demi-cercle(fig. 84), rétréci par deux parties droites tenant aux cercles. Le choix des montures est on ne peut plus important; le mieux est d'être guidé par un bon praticien. Charles Chevalier résume ainsi les précautions à prendre :

« On comprendra actuellement que les mêmes montures ne peuvent servir indifféremment à tout le monde; elles doivent varier avec la saillie plus ou moins prononcée du dos du nez, l'écartement des yeux et celui des tempes. Si le nez est fortement aquilin et le pont peu échancré, le centre des verres se présentera au dessus de l'axe optique ; l'écartement des verres n'est-il pas exactement le même que ceux des yeux, l'axe optique sera en dehors ou en dedans du centre des lentilles ; enfin, si

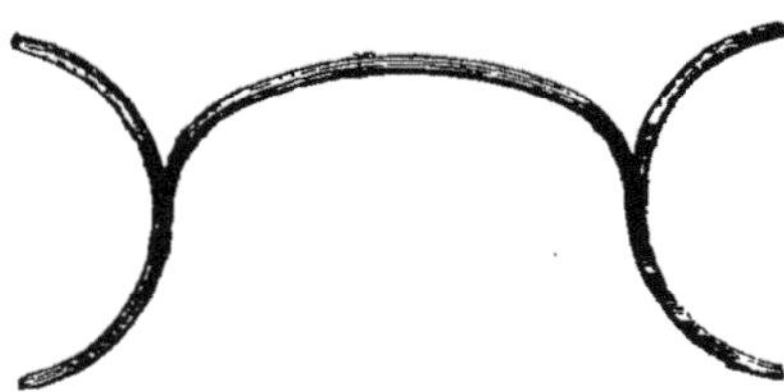

Fig. 84.

la largeur des tempes force l'écartement des branches, les lunettes tiendront mal, le corps de l'instrument fléchira, et le parallélisme des yeux et des verres n'existera plus ; dans tous les cas, la vision distincte sera impossible. »

Il faut dire d'une manière absolue que les montures doivent être faites de telle sorte que le centre de chaque verre corresponde à l'axe visuel (fig. 85), car sans cela on s'expose à gâter sa vue.

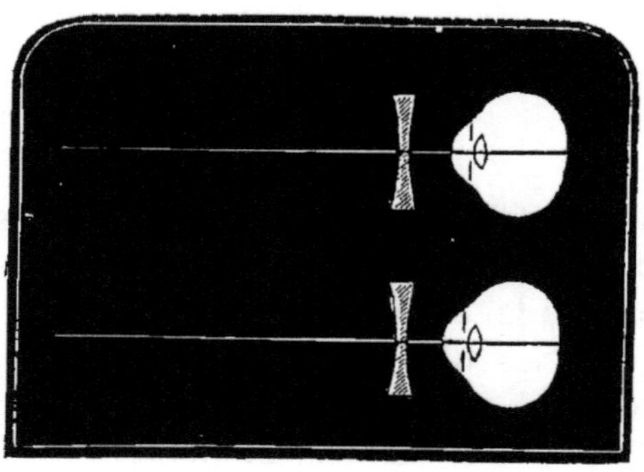

Fig 85.

Il est important de remarquer qu'il ne faut pas *éloigner les verres des yeux;* car alors *le foyer des verres change*, et l'on peut s'affaiblir la vue. On voit pourtant des personnes méprisant cet avis, porter, pour ainsi dire, leurs lunettes sur le bout de leur nez.

Les matières employées pour les lunettes sont : l'acier, l'argent, l'or, l'écaille, le buffle. L'acier, à cause de sa flexibilité, est, parmi les métaux, le plus usité. On doit employer l'acier trempé et avoir des lunettes dont les branches soient munies de charnières à double vis, suivant l'idée de Charles Chevalier ; car, ainsi faites, elles sont bien plus solides.

L'argent et l'or sont de bons métaux pour les lunettes; mais celles ayant la face en écaille et les branches en argent ou en or sont préférables, car elles ne fatiguent pas le nez.

Dans la plupart des montures, les verres se placent dans la rainure pratiquée dans les cercles de la lunette, quelquefois on pratique une rainure sur les verres ; et les cercles de la lunette viennent s'y fixer; c'est ainsi que sont faites les lunettes dites *à poulie* (fig. 86), employées principalement par les myopes.

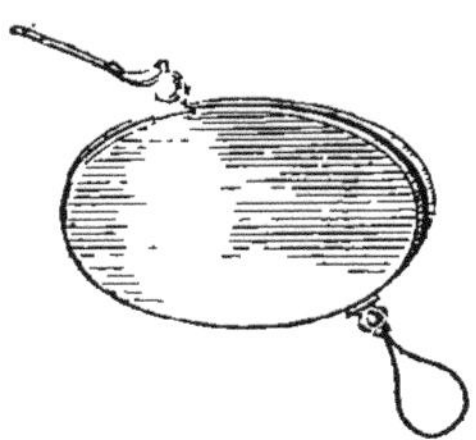

Fig. 86.

Les lunettes sont les meilleurs moyens de fixer les verres près des yeux ; car, si elles sont bien faites, on est sûr du parallélisme et du centrage. Cependant, dans beaucoup de cas, *le pince-nez* à pont élastique (fig. 87) convient pour les lectures peu prolongées, les examens rapides, etc.

Suivant la forme du nez, on adapte des ressorts de

formes différentes, et si l'on tient à l'usage du pince-nez pour le travail, on peut se servir du *pince-nez à branches*, qui, portant de petites branches qui se fixent sur

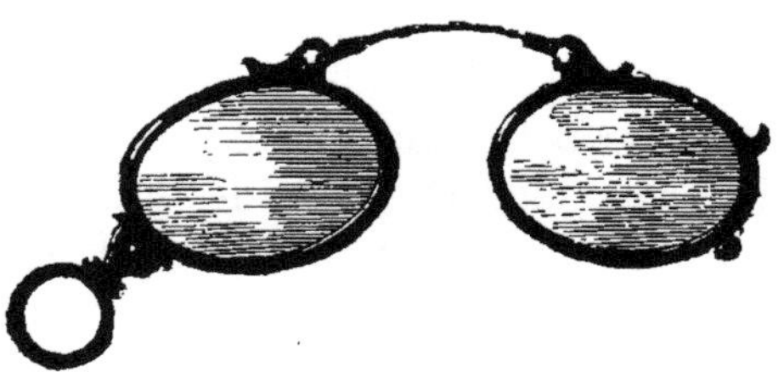

Fig. 87.

les tempes, devient un petit appareil tout à fait solide. On fait aussi des pince-nez munis de petites plaquettes mobiles qui se moulent sur les côtés du nez. Ces pince-

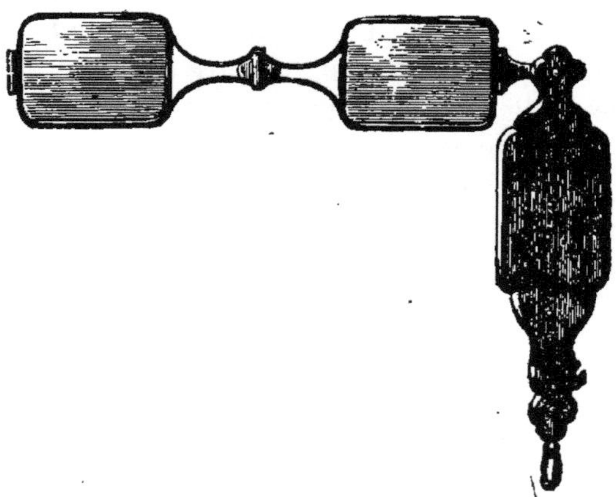

Fig. 88.

nez tiennent mieux que les autres. Les pince-nez se font en écaille, en acier, en argent, en or, etc. Je préfère à tous le pince-nez en écaille avec ressort en or, dont la pression est plus douce.

Le *binocle* ou *face à main* est représenté fig. 88. Il sert pour les lectures peu prolongées et pour la vision des objets éloignés. La *face droite* (fig. 89) est fort commode à la main, et sert chez soi pour des examens rapides, lorsqu'on ne veut pas prendre le temps de mettre des lunettes.

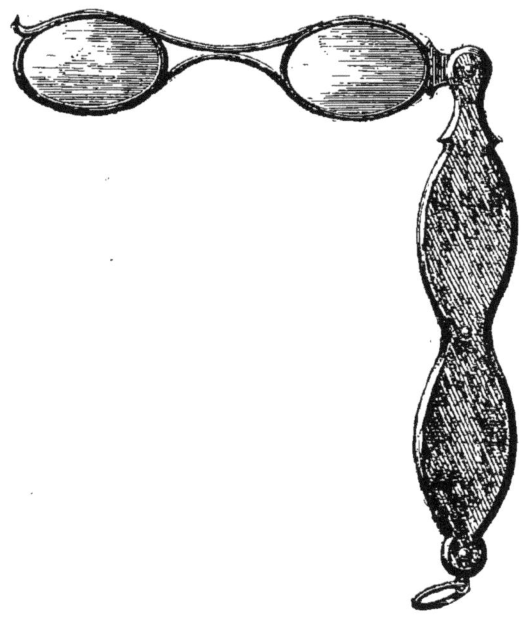

Fig. 89.

Les *lorgnons* ou *monocles* (fig. 90 et 91) sont d'un usage tout à fait mauvais, car ils tendent toujours à donner

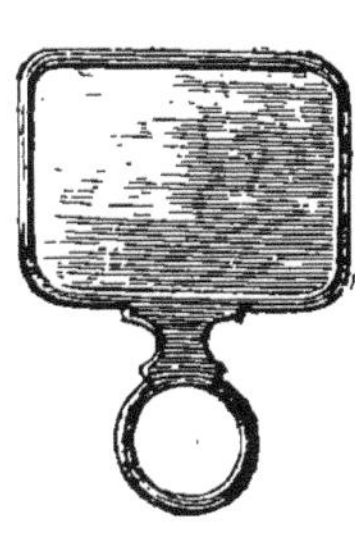

Fig. 90.

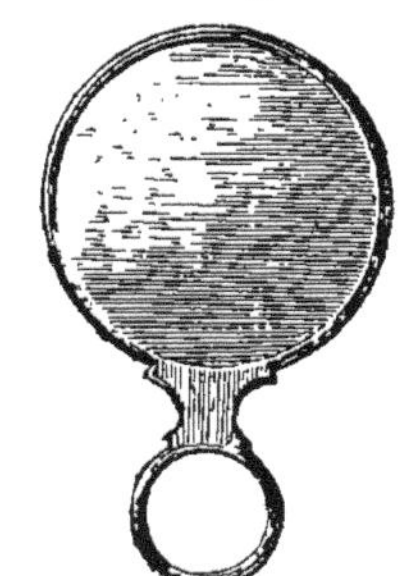

Fig. 91.

de l'inégalité aux yeux; ils ne doivent pas être employés.

Comme nous l'avons dit, il faut que, dans les montures, le centre visuel corresponde au centre de chaque verre. Il est souvent difficile d'adapter des montures exactes surtout chez les enfants. Le mieux, dans les cas difficiles, est de prendre des mesures exactes et de faire construire, exprès pour le sujet, des montures spéciales.

Pour prendre les mesures, j'ai imaginé trois instruments : 1° le *pupillomètre*; 2° l'*axomètre* ; 3° le *basiclomètre*.

Le *pupillomètre* (fig. 92) sert à prendre l'écartement des *pupilles* (*mésoroptre musculaire*). Le sujet le place

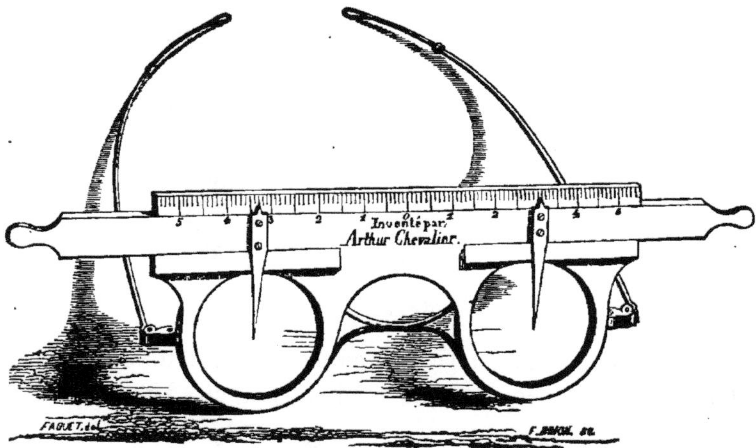

Fig. 92.

devant ses yeux comme des lunettes, puis le praticien éloigne ou approche les index de façon qu'ils se trouvent devant les pupilles. On lit ensuite l'écartement.

Si les lunettes doivent être pour voir de près, comme la convergence est plus grande, on se place à 30 centimètres devant le malade, en lui recommandant de vous regarder. Si c'est pour les objets éloignés, on fait regarder au loin, et en se baissant de façon à ne pas masquer les yeux du sujet, on mesure l'écartement. — L'écartement moyen des pupilles est de 65 millimètres. — On trouvera des écartements de 60, 62, 68 millimètres.

Il est souvent difficile de savoir la hauteur du pont des lunettes, de façon à ce qu'étant placées le centre des verres soit en rapport avec les pupilles.

L'axomètre [1] (fig. 93) répond à ce but. Les lunettes placées, on fait monter ou descendre le pont mobile de

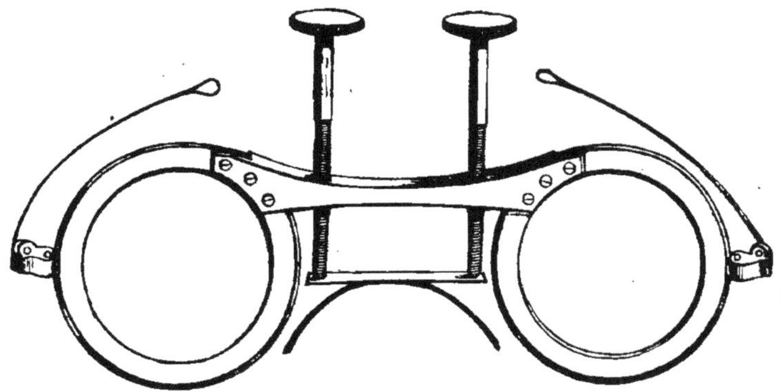

Fig. 93.

l'axomètre, et lorsque les pupilles sont au centre des cercles on s'arrête. Cela fait, on pose l'axomètre sur une feuille de papier et l'on trace le pont avec les demi-cercles inférieurs. On prend aussi la largeur de la tête au niveau des tempes, avec le *besiclomètre* (fig. 94), ce qui

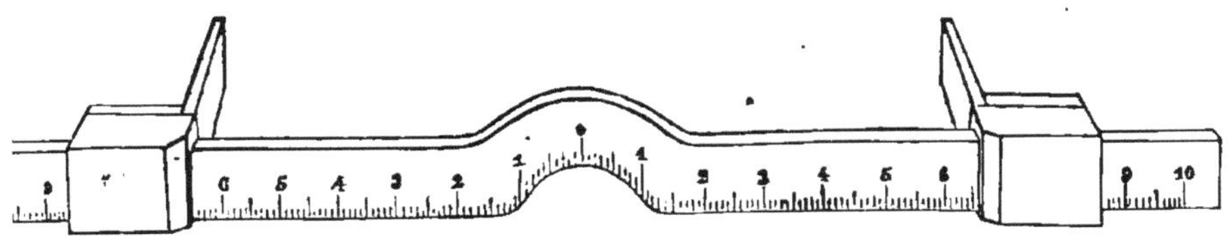

Fig. 94.

[1] On pourrait adapter à l'axomètre des index semblables à ceux du pupillomètre.

indique la largeur de la face des lunettes, de l'extrémité d'une charnière à l'autre.

Pour prescrire des montures exactes, on devra donc : 1° tracer la hauteur du pont ; 2° indiquer l'écartement des pupilles ; 3° spécifier la largeur de la face. De telles montures, munies de verres en *crown-glass* pur, seront le *nec plus ultra* en ce genre.

IX

L'ART DE CONSERVER LA VUE

CONSEILS RELATIFS A L'HYGIÈNE DE LA VUE

Dans ce chapitre, nous examinerons les soins qu'il faut prendre pour conserver la vue. Si chacun faisait un peu plus attention, et ne se figurait pas que l'on peut impuné ment abuser de ses yeux, certes les maladies de ces précieux organes seraient plus rares, et l'on ne verrait pas tant de personnes dont la vue est complétement perdue faute de soins et d'attention. Nous tâcherons ici, dans l'intérêt général, de donner des conseils basés sur l'expérience et la pratique. Puissions-nous être utile à l'humanité !

Chacun connait la force de ses yeux, ou, en d'autres termes, chacun peut apprécier si ses yeux sont faibles ou forts, se fatiguent facilement ou supportent sans difficultés la lumière, la lecture, etc. On doit régler l'exercice de sa vue sur la force de cette faculté. Il en est des yeux comme de tous les organes. Aussi doit-on en diriger l'emploi suivant leur plus ou moins de santé. On me pardonnera cette expression, mais elle m'a semblé rendre nettement ce que l'on doit entendre par l'idée que l'on doit se faire de la force de sa vue.

Un des préceptes les plus importants comme hygiène de la vue est de se reposer les yeux pendant le travail.

Ainsi, en lisant, en écrivant, on devra de temps à autre suspendre son occupation et promener les yeux sur les objets environnants. Réveillé-Parise fait une observation fort juste lorsqu'il dit : « Quon lise cent pages de suite ou qu'on suspende sa lecture pendant un moment ou deux, iprès en avoir parcouru vingt-cinq ou trente, et l'on verra la différence, en admettant des yeux faibles. » Je pense que l'on peut appliquer cette remarque à des *yeux forts*, si je puis m'exprimer ainsi.

On ne peut prévoir le temps que l'on doit employer au travail, car cela est subordonné à trop de causes ; mais cependant pour des yeux faibles, une heure de travail partagée en deux intervalles est le maximum que l'on doit exiger de la vue.

Du reste, dès que l'on sent les yeux picoter, qu'il y a de la rougeur, et que l'on éprouve des douleurs dans le globe oculaire, on doit de suite cesser tout travail et se bassiner les yeux avec de l'eau fraîche.

La désolante habitude qu'ont certaines personnes de vouloir trop exiger de leur vue est la cause d'une foule de maladies. N'entend-on pas souvent dire : Je m'exerce à voir de très-loin, je puis voir l'heure aux Tuileries lorsque je suis à la place de la Concorde ? Je suis arrivé à déchiffrer des caractères microscopiques ? A ce sujet, un pari s'engage souvent, on force sa vue, on recommence de semblables épreuves, puis vient un certain jour où des troubles visuels se manifestent, et l'on vient payer cher un funeste exercice. Qu'une vue de très-longue portée appartienne à certains presbytes, cela est connu ; mais que des personnes douées d'une vue ordinaire se fatiguent en effet pour arriver à deviner, à surprendre la forme d'objets placés au loin et qu'elles aperçoivent avec peine, c'est un jeu fatal dont il faut bien se garder, sous peine de perdre, ou au moins d'altérer sa vue.

Vouloir pendant le travail s'obstiner contre des symptômes qui avertissent de la fatigue est encore une erreur dans laquelle on tombe communément. Aussi que d'hommes de lettres, de gens d'état, que de bureaucrates ressentent pendant le travail, des picotements, des maux de tête, de la lourdeur des paupières, et, méprisant ces avertissements de la nature, n'en continuent pas moins, jusqu'à ce que l'impossibilité arrive. Hélas! cette obsti-. nation est une pente fatale qui conduit à l'amblyopie, à l'amaurose, et le plus souvent aux taches noires qui apparaissent sur les objets; pourtant il serait facile d'éviter cela, en suivant les préceptes que j'ai indiqués plus haut.

Nous spécifierons ici que les jeunes personnes blondes sont très-sujettes au larmoiement, à la rougeur et au gonflement des paupières dès qu'elles travaillent; elles devront donc redoubler d'attention, et, s'il y a lieu, se servir de lunettes à verres plans légèrement colorés.

Beer, dont les idées sont fort justes, s'exprime ainsi:

« Ne peut-on, à raison de ses affaires domestiques, s'arracher entièrement à des travaux assidus, on pourra, au moins, diversifier ses occupations.

« On ferme de temps en temps les yeux; on se donne quelque mouvement par la chambre, ou, ce qui est mieux, on prend le grand air un instant, quand ce ne serait que quelques minutes, on n'en sentira pas moins le bon effet.

« On a soin d'entretenir la transpiration par des bains de pieds à l'eau tiède où l'on fait fondre du gros sel, ou jeter du vinaigre.

« Un exercice modéré du corps, une promenade en plein air, où l'on puisse être réjoui par le tableau varié des ouvrages de la nature, sont tellement nécessaires au relâche des yeux et à la réparation de leurs forces, que les gens les plus simples même ne l'ignorent pas.

« *Que celui qui est une fois convaincu qu'il met une tro grande confiance en ses yeux* soit attentif à s'abstenir de *tout travail attachant, aussitôt après son réveil, après le repas*, ainsi que *le soir à la lumière*.

« On lavera ses yeux souvent le jour avec de l'eau froide, remède qui, quoique simple en lui-même, ne laisse pas, en tout cas, de produire insensiblement de bons effets. J'ai déjà remarqué que tous les bains d'eau tiède étaient nuisibles aux yeux, je le répète encore ; il ne faut que les rincer, puisqu'on arrive pareillement au but proposé en ne se servant que d'eau froide, à laquelle l'action du laver donne une chaleur plus que suffisante. »

Une des choses importantes pour la santé de la vue est de ne pas passer brusquement de l'obscurité à la lumière et *vice versa*. Aussi le matin au réveil, on devra prendre beaucoup de précautions. Disons d'abord que la chambre à coucher doit être pourvue de rideaux qui laissent pénétrer un demi-jour ; la nuit, il est indispensable d'avoir une veilleuse placée de telle sorte qu'elle n'offense pas la vue ; *le lit ne devra jamais être placé de telle sorte que les yeux soient en face des fenêtres*, ceci est de rigueur. Que de vues perdues pour avoir reçu au réveil les rayons d'une vive lumière ! Beer, à ce sujet, rapporte un fait suffisant pour convaincre les plus incrédules. « Il y a cinq ans qu'un voyageur jeune et d'une parfaite santé descendit le soir dans une auberge de cette ville (Vienne). Le lendemain matin, les rayons du soleil, qui vinrent à réfléchir d'un mur de côté et du plancher sur ses yeux, le réveillèrent en sursaut. Il se lève pour fermer les rideaux, qui étaient blancs, et va se recoucher ensuite. Il ne tarda pas à être réveillé, encore plus désagréablement qu'auparavant, par les rayons du soleil, qui, pour l'instant, dardaient sur sa vue, à travers les minces rideaux. Un flux de larmes accompagné d'une contraction d'yeux insupportable et de rougeurs aux paupières furent les suites inséparables d'un accident qui n'eût eu rien de fâcheux d'abord si, le matin suivant, le patient ne se fût exposé de nouveau aux mêmes dangers, qui lui occasionnèrent une inflammation longtemps rebelle à tous les remèdes, et qui ne put entièrement disparaitre jusqu'à ce que j'en eusse découvert la vraie cause, et que le malade eût quitté tout à fait son appartement.

« Malgré tout, il conserva depuis une faiblesse d'yeux assez considérable et une disposition si grande à l'inflammation, tout guéri qu'il fût, il ne put de longtemps supporter le moindre vent ou le moindre échauffement du corps sans être atteint bientôt d'une rougeur remarquable sur ses yeux faibles et larmoyants. »

On peut se convaincre de l'effet fâcheux du passage de la lumière à l'obscurité. Qui n'a pas, après avoir éteint une lampe, ressenti des étincelles dans les yeux ? Cela prouve l'impression produite sur la rétine, impression fort vive, car elle laisse des traces évidentes.

Plusieurs personnes ont la funeste habitude de se frotter les yeux en s'éveillant ; cette méthode est fort mauvaise, elle irrite les paupières, comprime le globe oculaire, et souvent détache des cils qui, se logeant entre la conjonctive et la sclérotique, donnent naissance à des ophthalmies dont on cherche longtemps la cause. Si le matin les yeux sont collés, on devra passer un peu de salive sur leurs bords, et les yeux s'ouvriront ensuite facilement et sans qu'il en résulte aucun effet fâcheux. Ce moyen fera rire peut-être, mais qu'importe si le conseil est salutaire !

On devra généralement éviter les lumières vives, la lumière fournie par le ciel couvert de nuages diaphanes est le meilleur jour. Il est fâcheux que certaines professions demandent un jour brillant : rien n'est plus pernicieux pour la vue que la gravure sur métaux, le travail de l'orfévrerie, etc. Les négociants, qui toute la journée regardent du linge blanc, sont souvent exposés aux amblyopies ; ils devront nécessairement faire usage de verres légerement colorés. Les chapeaux à larges bords seront préférés, et la mode anglaise qui tend à en faire disparaître les bords est tout à fait contraire au bon sens. Je ne parlerai des chapeaux des femmes que pour dire qu'ils sont tout à fait mal compris. En effet, ils ne protègent nullement les yeux. Si les chapeaux ronds à bords pouvaient être adoptés, ce serait un grand bienfait ; mais, malheureusement, ils ont été trop prodigués par la femme du demi-monde, et la mère de famille a dû y renoncer. Nous faisons des vœux ardents pour que l'usage en devienne général, et bon nombre d'ophthalmies, d'iritis, etc., seront forcées de rebrousser chemin. Le caprice, la mode, voilà ce qui décide de tout, la santé passe après. Vieux monde, vieux peuple entaché d'erreurs, la vérité luit partout et personne n'en profite. Certes, ce n'est pas la faute du Créateur, car sa bonté infinie nous avertit à chaque instant de ce qui nous est nuisible ; pourquoi donc refuser ses avertissements ? L'homme se croirait-il plus savant que celui qui l'a créé !

Pénétrons dans les appartements, voyons ces papiers, ces tentures bigarrées ; le rouge, le bleu, le jaune, le vert, se jouent en dispositions fatales pour la vue, et l'on s'étonne si les yeux se fatiguent ! L'un ferme tous ses rideaux et se place dans l'obscurité, l'autre laisse pénétrer la lumière en grande abondance, interpose des glaces, des dorures, des murs blancs, et se perd la vue pour vouloir trop y voir.

Évitons donc de devenir fous ! Que les murs soient de teinte grisâtre, que les papiers soient verdâtres, brunâtres, et que le mélange des couleurs se fasse sobrement et avec raison. Arrière la multitude des dorures, la multiplication des glaces, etc. Vivons d'abord, ayons du confortable, c'est le meilleur luxe.

Je parlais tout à l'heure des appartements sombres ; sans nul doute ils sont pernicieux, l'insuffisance de lumière est aussi une cause d'affaiblissement de la vue *l'excès en tout est un défaut.* Que ne se répète-t-on à chaque instant cet axiome des axiomes ! Qui n'a pas rencontré des gens ayant les yeux malades, et dont la tête est entortillée, et dont les yeux sont emprisonnés et comprimés ; c'est encore là une chose absurde, et nos célèbres oculistes condamnent cette méthode. Dans les maladies graves, les ophthalmies, ils ordonnent un simple carré de linge flottant, afin de ne pas priver les yeux de l'élément utile à tout, de l'air.

L'insuffisance de la lumière peut occasionner la perte de la vue ; il faut ménager ses yeux, lorsque l'on passe de l'obscurité à la lumière et *vice versa.* Que l'on reste un instant dans un endroit sombre et que l'on passe ensuite à la lumière, on verra quelles souffrances on endure, et combien l'organe de la vue se trouve blessé. On devra donc faire bien attention en sortant d'une cave ou d'un endroit mal éclairé, on sortira avec précaution en tâchant d'habituer les yeux peu à peu à la lumière. Imitons le Créateur, car c'est par degrés que la lumière disparait, c'est par degrés qu'elle arrive, tout a été prévu pour nos organes ; malgré ces exemples frappants, que de personnes négligent ce que la nature leur enseigne ! M. Sichel nous apprend à ce sujet et avec raison que les couturières, qui sont pour la plupart forcées de travailler à une faible lumière, forment la huitième partie du chiffre de ses malades ; ceci, je pense, est concluant.

La lumière du jour convient seule à la vue ; sa blancheur, son éclat sont parfaitement adaptés à la fonction visuelle, aussi on ne peut craindre d'avancer que les lumières artificielles sont tout à fait pernicieuses pour les yeux. Si nous suivions les exemples de la nature, nous devrions nous coucher et nous lever avec le soleil, ou tout au moins faire le moins d'usage possible des lumières artificielles. On objectera que l'hiver l'obscurité arrive vite, que dans certains pays la lumière est à peine intense, il est certain que dans ce cas il faut user des lumières artificielles ; mais il n'en est pas moins vrai que la lumière *blanche* est la seule qui convienne à la vue ; en d'autres termes, l'œil a été fait pour percevoir à l'aide de la lumière blanche, et non avec celle rouge ou jaune fournie par les lumières artificielles.

La lumière artificielle est mauvaise, à cause de sa couleur qui est rouge et jaune ; vient ensuite la projection horizontale des rayons, la perception du foyer lumineux. Quant à son action, M. Michel Lévy, dans son *Traité d'hygiène*, résume parfaitement ses inconvénients.

« Quelle est l'action de la lumière artificielle sur l'appareil de la vision ? Elle l'irrite et le fatigue beaucoup plus que la lumière sidérale. Les veilles et le travail de nuit sur des objets de très-petite dimension contribuent puissamment à la production des hypérémies des membranes internes de l'œil, de l'affaiblissement de la vue (amblyopie) et de la paralysie du nerf optique (amaurose). Quand on subit longtemps l'action de la lumière artificielle, on éprouve des picotements et de la cuisson au bord libre des paupières et à l'angle interne de l'œil une sensation de petits graviers entre la paupière et l'œil et de compression dans l'intérieur de cet organe : autant de symptômes d'hypérémies de l'organe, la pupille se rétrécit, plus rarement elle se dilate ; les muscles des paupières et des parties voisines se fatiguent de la contraction soutenue que leur impose leur office protecteur de l'œil ou plutôt le retentissement de ce qui se passe dans l'œil se communique aux nerfs de la cinquième paire. Cette sorte d'exercice de la vision laisse au lendemain l'œil plus sensible à la lumière, les paupières rouges et plus impressionnables à l'air frais et les cils collés par une sécrétion plus abondante des glandes de Meibomius. »

Dieu merci ! aujourd'hui nous n'en sommes plus réduits à l'affreuse chandelle ou à la bougie, et la plus min ce bourse peut se procurer une lampe mécanique donnant une lumière fixe et égale. On devra donc, le soir, se servir d'une bonne lampe et bannir les chandelles, bougies, dont la lumière pâle et vacillante est toutà fait contraire à la vue.

Il est une chose sur laquelle je ne saurais trop insister, c'est sur l'abus de la lumière du gaz. Que cette invention soit admirable pour l'éclairage de nos rues, de nos théâtres, de nos endroits publics, d'accord ! mais l'usage que l'on en fait dans les appartements est tout à fait détestable. Aujourd'hui, ne voit-on pas des chambres à coucher, des salles à manger éclairées au gaz ? Que de vues faibles altérées par la propagation de ce foyer lumineux ! La lumière du gaz est détestable à tous les égards pour l'usage domestique. D'abord son pouvoir éclairant est trop considérable, la chaleur développée est fort intense, la couleur jaunâtre de cette lumière est pernicieuse ; ainsi donc on risque beaucoup sa vue et sa santé en voulant faire usage de la lumière du gaz. Les effets qui en résultent sont faciles à constater : irritation de la rétine, photophobie, inflammation de la conjonctive, etc., car il faut bien noter aussi que la combustion du gaz ne s'obtient qu'au détriment d'une masse énorme d'oxygène enlevé à l'air ambiant, ce qui transforme peu à peu l'endroit où l'on se trouve en un foyer d'asphyxie, et si les congestions qui résultent de cet état de choses ne se traduisent que par un malaise général, elles agissent tout au moins profondément sur l'organe visuel et lui occasionnent bon nombre de maladies diverses.

En résumé, il faut bannir totalement l'emploi de la lumière du gaz pour les appartements, si l'on tient à sa santé en général et à ses yeux en particulier.

Les lampes mécaniques alimentées par une bonne huile constituent donc le meilleur mode d'éclairage. La bougie donne une lumière inégale et trop faible ; on doit en proscrire tout à fait l'usage. Comme lumière, une lampe mécanique ayant un bec de 20 millim. éclaire autant que onze bougies.

Je rapporterai ici le tableau de l'intensité des diverses lumières d'après MM. Péclet et Briquet ; cela pourra servir à chacun pour choisir la force de lumière qui lu convient.

La lampe Carcel de 13 lignes de diamètre étant prise pour type.	100,	Lampe Sinombre à réservoir supérieur . .	41,
Chandelle de 6	10, 66	Lampe Girard 22 m . .	65, CO
— 8	8, 64	Lampe Sinombre à réservoir annulaire de 22 m	85,
Bougies de cire	13, 61	Lampe hydrostatique de 28 m	107, 65
— blanc de baleine	14, 40	— 24 m	80,
— d'acide stéarique	14, 30	— 19 m	75,
Lampe à mèche plate.	12, 5	— 17 m	45,
Lampe astrale de 22 m	31,	Gaz de houille	127,
		— des huiles	127.

Les lampes dont l'intensité dépasse 60 doivent être placées à une certaine distance des yeux ; on devra avoir soin, en faisant usage des lampes, de se placer de telle sorte que l'on reçoive obliquement les rayons, et que l'on n'aperçoive pas le foyer lumineux. Les lampes doivent donc être munies d'un abat-jour en papier uni, vert ou bleuâtre, les abat-jour historiés doivent être rejetés. Pour les vues faibles, on fera bien de doubler l'abat-jour en papier bleu-noir, mat, d'une teinte légère; le papier qui sert à l'encadrement des anciennes gravures convient parfaitement pour cet usage. Les lunettes à verres colorés trouveront aussi ici leur emploi ; pour l'écriture, le papier bleuâtre sera préféré au papier blanc. Les abat-jour découpés sont nuisibles pour la vue, ainsi que les globes dépolis, dont l'usage doit être rejeté, car l'éclat de la lumière, bien que tamisé, irrite les yeux ; du reste chacun sait combien il est pénible de regarder un globe dépoli renfermant un foyer lumineux.

L'éclairage des endroits publics est tout à fait fâcheux pour la vue, les foyers lumineux devraient être dissimulés.

M. Michel Lévy s'exprime à ce sujet de la manière la plus parfaite :

« Combien l'hygiène oculaire gagnerait à ce que le système d'éclairage dans les lieux de réunion fût combiné de manière à placer hors de vue toutes les flammes, toutes les lumières directes, et à ne laisser arriver à l'œil que leur clarté dispersée par des réflecteurs disposés eux-mêmes à l'écart : tel est le système Locatelli, adopté dans quelques théâtres de Venise et dans l'une des galeries du palais de Fontainebleau. »

James Hunter décrit ainsi les effets nuisibles de la lumière artificielle :

« 1º La composition défectueuse de la couleur des rayons ;

2º La propriété qu'ont ces rayons de dégager plus de chaleur que de lumière ;

3º La formation et le dégagement d'acide carbonique agissant sur les yeux d'une façon défectueuse ;

4º L'instabilité et la position, ainsi que la direction désavantageuse que l'on donne généralement à la lumière artificielle. »

En résumé, nous dirons que les yeux faibles devront éviter tout travail, toute occupation à la lumière artificielle ; pour des yeux bien constitués, deux heures de lecture ou de travail à la lumière ne devront pas être dépassées.

Tandis que nous en sommes à la question de lumière, parlons aussi de celle du feu, qui lui est étroitement liée. En peu de mots, nous dirons que le chauffage au charbon de terre doit être banni des appartements, les gaz qui se développent pendant sa combustion sont tout à fait nuisibles, non-seulement aux yeux, mais à l'économie en général. Que de conjonctivites, d'ophthalmies, d'affections catarrhales, n'ont d'autre cause que le chauffage au charbon de terre ! Que le bois, que le sarment pétille dans les cheminées de nos appartements, et nos yeux y gagneront. De toutes façons, il faudra faire usage d'un écran, de manière à protéger les yeux de la lumière et surtout de la chaleur du foyer ; l'habitude qu'ont certaines personnes de se mettre pour ainsi dire la tête dans le feu peut occasionner la production de la cataracte, ou tout au moins de l'amblyopie.

Nous voici édifiés sur un des sujets les plus importants. Parlons maintenant de l'hygiène de la vue pendant le travail. Beaucoup de personnes placent au hasard la table sur laquelle elles écrivent ; pourtant il est à ce sujet plusieurs règles à observer. Ainsi la meilleure manière de recevoir la lumière serait d'en haut, mais comme cela est rarement possible, on devra par exemple la recevoir à gauche. La pièce où on travaille sera au nord, afin d'avoir une lumière égale, les murs seront verdâtres ; on bannira toutes les dorures et toutes choses donnant des reflets, surtout en face de soi.

Réveillé-Parise résume ainsi les conditions d'un cabinet de travail : « On observera que les murailles de l'appartement ou du cabinet où l'on est journellement ne soient pas d'un blanc éclatant. Il serait peut-être indispensable d'en bannir les glaces, les bronzes et tous les objets brillants qui réfléchissent la lumière dans toutes les directions Un simple tapis vert posé sur la table où l'on écrit pour délasser de temps en temps les yeux ; des rideaux de taffetas d'un vert clair à la croisée, et qui répandent dans l'appartement un jour aussi doux qu'agréable ; tels sont les meubles les plus nécessaires aux savants et aux littérateurs dans leurs occupations. Le cabinet où Buffon a tracé ses immortels écrits n'était pas mieux orné. Et que faut-il de plus à l'homme studieux qui veut se livrer à des travaux littéraires soutenus, et ménager l'organe qui lui procure les plaisirs délicats de l'esprit ? C'est encore sous ce rapport, quoique le plus faible sans doute, qu'un modeste grenier convient mieux peut-être aux véritables gens de lettres que ces cabinets magnifiquement dorés, souvent aussi funestes à leurs yeux qu'à leurs talents. »

Nous dirons, en terminant ce sujet, que l'on devra, pendant le travail, reposer sa vue, en regardant de temps à autre de gros objets, car un travail continu et opiniâtre est fort nuisible pour les yeux.

Il est bon de noter aussi que l'on ne devra se mettre à travailler qu'une heure après le réveil, et deux heures au moins après le repas.

Les veilles engendrent force maladies, et notamment celles des yeux; aussi l'hygiène oculaire doit-elle en faire une mention spéciale, afin d'indiquer qu'il n'y a rien de plus fâcheux pour la vue que cette funeste habitude de lire ou de travailler jusqu'à une heure avancée de la nuit. Nécessairement, le jeu et tous les plaisirs analogues qui nous tiennent éveillés alors que c'est le moment du sommeil sont pernicieux pour la vue ; et la masse des amblyopes et des cataractés vous apprendront que leurs maladies sont le résultat d'excès de ce genre.

Parlons maintenant de l'air et de son influence sur la vue.

« L'air pur, dit Michel Lévy, est le meilleur topique ; chaud ou desséché, il irrite par l'évaporation des larmes ; sec et froid, il la provoque ; froid et humide, il dispose aux ophthalmies catarrhales. »

Dans ces quelques lignes, les modifications de l'air sont tracées. Si l'air est chaud, on devra fréquemment se bassiner les yeux avec de l'eau fraîche; s'il est froid ou humide, on se garantira les yeux en portant des lunettes à verres plans sans teinte, ou légèrement enfumés.

Combien ne doit-on pas faire attention quand on pense, ainsi que le remarque savamment M. Desmarres, qu'un courant d'air très-froid, au sortir d'un bal par exemple, peut déterminer une amaurose symptomatique d'un décollement de la rétine par congestion séreuse !

Il est de ces préceptes que l'on ne doit jamais oublier. Éviter surtout le froid humide ; ne jamais laisser ses fenêtres ouvertes durant les nuits d'été, car une amaurose peut être la conséquence de cette imprudence. Avoir soin de ne pas s'exposer aux courants d'air, car on sait qu'il peut en résulter des ophthalmies souvent fort tenaces.

Nous n'avons pas encore parlé du régime ; mais il est important, pour bien conserver sa vue, de suivre les règles que l'hygiène indique ; aussi nous ne nous étendrons pas sur ce sujet, et nous renverrons aux livres spéciaux. Il en est de même de la question du sommeil, etc. Nous inviterons, à ce propos, nos lecteurs à lire les charmants traités d'hygiène et de médecine domestique, par M. le docteur E. Beaugrand. Ces deux ouvrages [1], clairement écrits et mis à la portée de tous, sont indispensables, et leur auteur a certes rendu un service réel en popularisant des notions trop souvent méconnues. -- Si l'on tient à avoir ce qu'il y a de plus complet sur l'hygiène, c'est le savant traité de M. Michel Lévy qu'il faudra lire.

La couleur des yeux indique-t-elle la force de la vue ? Beer a remarqué que les yeux bruns étaient plus robustes que ceux gris ou bleus. M. Desmarres ne partage pas cette opinion ; nous croyons qu'il a raison ; cependant j'ai rencontré quelques faits qui tendraient à accréditer l'opinion de Beer ; mais n'ayant rien de bien concluant, il vaut mieux s'en rapporter à un maître, et c'est ce que nous faisons.

On ne trouvera pas étonnant que nous ne parlions pas ici des lunettes, puisque le plus grand nombre des chapitres du présent ouvrage est réservé à cette importante question ; seulement nous spécifions ici que l'on ne doit pas faire usage de loupes, ou du moins en faire un usage

Chez Hachette.

très-restreint. Que dans la vieillesse, on soit obligé de s'en servir quelquefois, cela peut encore se comprendre; mais à tout propos, comme le font certaines personnes, regarder de petits caractères, faire des recherches sur de vieux manuscrits, est chose que l'on ne doit se permettre qu'avec la plus grande circonspection, sous peine d'altérer profondément sa vue.

Puisque nous en sommes sur la question des loupes, donnons donc le conseil aux horlogers, graveurs, etc., d'abandonner leurs mauvaises loupes biconvexes, pour se servir de loupes *vraiment achromatiques doubles*. De cette façon, ils y verront nettement, les objets ne seront pas colorés, et ils pourront avec peu de fatigue poursuivre un travail que l'emploi des loupes ordinaires rend souvent impossible. On pourrait pour chaque profession écrire une hygiène de la vue, et certes ce serait un grand bienfait.

Insistons ici pour indiquer qu'il est on ne peut plus fâcheux pour la vue de lire en voiture, en chemin de fer, en se promenant ; les impressions multipliées qui se font sur la rétine finissent par fatiguer la vue. Répétons encore qu'il ne faut pas se placer trop près du feu et que l'on doit avoir soin de faire usage d'écrans qui garantissent la tête, car en s'écartant de ces préceptes, on risque fort d'avoir la cataracte.

La vue des vieillards réclame beaucoup de soins. M. le docteur Magne a fort bien tracé l'hygiène de cet âge. Voici le résumé de ses observations.—Faire usage d'aliments délayants, prendre une heure d'exercice après chaque repas, ne pas s'endormir après les repas, se préserver la tête de l'action du feu lorsque l'on se chauffe, proscrire tout abus de boissons, éviter tout plaisir contraire à la vieillesse, ne pas veiller et habiter la campagne.

C'est ainsi que l'on parvient, dit le docteur Magne, sinon à enrayer, du moins à retarder les opacités de l'appareil du cristallin.

Le docteur Magne conseille, si la vue diminue, bien qu'il n'y ait pas d'opacités, des frictions une ou deux fois par jour sur les régions temporales, avec le liniment suivant :

Ammoniaque liquide	8 gr.
Alcoolé très-concentré de noix vomique	8
Alcoolé de safran.	2
Alcoolat de bergamote	2
Alcoolat de lavande	4
Éther acétique.	4

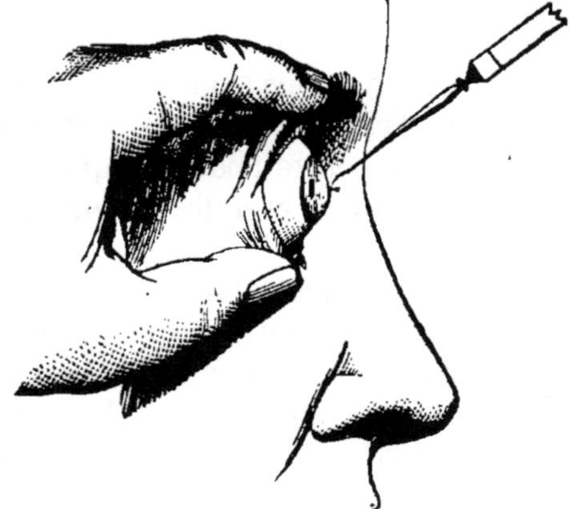

Fig. 95.

La dose de chaque friction est d'une cuillerée à café. Si nous indiquons ce collyre, c'est pour faire voir qu'il y a encore des remèdes, même quand la vue diminue chez les vieillards, et que l'on ne doit pas hésiter à suivre les conseils d'un docteur oculiste.

Les corps étrangers qui s'introduisent dans les yeux y causent, comme on le sait, de vives douleurs. Si on a affaire à de petites parcelles de bois, de sable, etc., on pourra en baissant ou levant les paupières, les retirer à l'aide d'un morceau de papier roulé, on fera ensuite de fréquentes lotions à l'eau fraiche. — S'il s'agit de parcelles mélalliques ou autres, il sera indispensable de recourir à un homme de l'art qui devra employer une aiguille ainsi que le montre la fig. 95 empruntée au traité de chirurgie du savant A. Guérin.

Nous dirons, en terminant, quelques mots sur l'hygiène de la vue des enfants, qui réclame des soins fort assidus. On devra avoir soin de placer les lits et berceaux de façon à ce que la lumière ne vienne pas blesser leurs yeux, car il pourrait en résulter de graves accidents. Si le lit est placé en face de la fenêtre, l'enfant recevant la lumière dans les yeux peut être frappé d'amaurose ; si le berceau est placé de côté, l'enfant, dirigeant ses yeux du côté de la lumière, peut loucher. Une autre cause de strabisme ou loucher chez les enfants, est la facheuse habitude que l'on a de leur tenir les cheveux longs ; ceux-ci, venant alors à leur tomber sur les yeux, les masquent en partie et donnent une fausse direction à la vision.

On fera en sorte que les enfants ne se touchent ni ne se frottent les yeux ; et on sera attentif à ce que, dans leurs yeux, ils ne se jettent pas de sable, dont les parcelles entrant dans les yeux finiraient, si cela est répété, par occasionner la maladie connue sous le nom de blépharite-ciliaire. — Le bord des paupières se gonfle, les cils se contournent, une sécrétion s'établit, et il faut recourir à de petits moyens thérapeutiques.

M. le docteur Magne, qui a décrit d'une façon charmante, dans son hygiène, ces petites maladies de l'enfance, conseille, lorsque l'affection survient, de laver les yeux plusieurs fois par jour avec de l'eau fraiche. Si les paupières sont collées le matin, on lavera les yeux cinq ou six fois par jour avec le collyre suivant :

Hydrolat de romarin	40 gr.
Hydrolat de laurier-cerise	40
Hydrolat de roses	40
Pierre divine	50 cent.

Mêlez et filtrez, puis ajoutez :
Alccolé de quinquina , ...   1 gr.

On pourra aussi remplacer ce collyre par le suivant :

Hydrolat de mélilot. . . . . ' .   40 gr.
Hydrolat de laurier cerise . . .   30 gr.
Laudanum de Sydenham. . . . · 8 gouttes.
Mucilage de semences de coings. .   4 gr.
Borax . . . .   60 centig.
Ajoutez et filtrez.

Le soir on mettra sur le bord libre des paupières, dans toute leur étendue, une petite quantité de pommade du Régent. Ordinairement la partie malade cède; mais, dans tous les cas, le mieux est de ne rien faire avant d'avoir consulté un de nos bons docteurs oculistes.

A l'égard des enfants il faut suivre les conseils de Réveillé Parise.

« A peine les enfants commencent-ils à grandir, qu'on les force d'appliquer leurs débiles organes sur des livres qu'ils ne comprennent pas, et dont les couleurs tranchées fatiguent même les yeux des grandes personnes ; on veut qu'ils soient éternellement occupés à lire, écrire, dessiner, faire de la musique, et, de plus, coudre, broder, si ce sont des filles. Qu'est-ce autre chose, sinon exiger d'un instrument à peine formé le même usage que s'il avait acquis son point de perfection ? Faut-il encore le répéter ? Il est bon d'exercer de bonne heure les facultés de l'entendement ; mais il ne faut point trop fatiguer la tête des enfants par des études prématurées, qui, en altérant la constitution, affaiblissent également l'intelligence.

Un des plus beaux principes de la philpsophie est peut-être de favoriser, autant que possible, dans la jeunesse, le développement des forces physiques ; et ce serait rendre un grand service à l'humanité de persuader aux parents qu'une intelligence précoce est, en général, le signe d'un tempérament délicat, d'une disposition nerveuse qui devient tôt ou tard fatale à celui qui l'obtient de la nature.

« Chaque chose a son temps ! Pourquoi vouloir hâter la culture et la saison ? Vouloir qu'un enfant soit grave, raisonnable et appliqué, c'est vouloir qu'une fleur fraichement éclose soit, du jour au lendemain, un fruit mûr et savoureux.

« Remarquons encore que plusieurs jeux des enfants contribuent parfois à altérer leur vue. Les uns se défient à qui lira en approchant le plus possible les livres de leurs yeux ; les autres veulent s'habituer à fixer le soleil, le bout de leur nez, etc. Il en est qui se servent d'un morceau de miroir pour refléter les rayons du soleil dans les yeux de leurs camarades ; il n'en faut quelquefois pas tant pour occasionner une goutte sereine ou tout autre accident grave. »

Une des choses les plus importantes à observer à l'égard des enfants, c'est de ne pas les laisser veiller ; car la lumière artificielle blesse infiniment leurs yeux, qui n'ont pes encore acquis la force nécessaire. En peu de mots, M. Michel Lévy résume parfaitement ce précepte, que nous engageons les mères de famille à suivre en tous points.

« L'enfant dont la sensibilité oculaire est très-grande sera placé le soir dans son lit, à l'abri des lumières. »

La propreté complète des yeux chez les enfants est indispensable ; la plupart des maladies des yeux, qui surviennent dans le jeune âge, résultent du peu d'attention des parents.

Nous dirons ici quelques mots des collyres, afin d'indiquer comment on doit les employer. Nous dirons aussi les noms de quelques substances qui entrent dans leur composition, non pas pour en prescrire l'usage, mais afin d'intéresser nos lecteurs. Les collyres sont du domaine de la médecine, aussi nous ne nous permettrons aucune recommandation à ce sujet. La seule chose dont on puisse faire usage sans danger est l'eau pure ou additionnée d'une cuillerée à café d'eau-de-vie par verre. Dans de petites inflammations du bord des paupières, et lorsque les yeux picotent légèrement, on pourra employer l'eau de roses mélangée à parties égales avec l'eau de plantain ou l'eau de bleue. L'extrait de saturne ne doit être employé que sur une ordonnance de médecin. Pour les yeux faibles, nous croyons pourtant indiquer une petite médication dont nous avons constaté sur nous les bons effets : c'est une légère infusion de thé noir que l'on emploie à froid et dont on se bassinera les yeux matin et soir.

A l'égard des collyres, M. le docteur Desmarres, dont les conseils savants font autorité, s'exprime ainsi : « L'expérience nous a appris que les simples fomentations, avec les collyres liquides les plus faibles, faites sur l'œil au moyen d'un linge ou d'une éponge, sont de la plus grande utilité, et que l'on ne doit jamais permettre de baigner l'organe dans ces petites vases inventés par Fabrice d'Acquapendente et nommés *œillères*.

Le contact de cette manière est trop direct, trop prolongé, à moins que le collyre ne soit excessivement faible, presque tiède, on aura des effets tout autres que ceux sur lesquels on aurait dû compter. »

Ces observations sont fort importantes à connaître, ainsi que celles que le même docteur fait à l'égard des pommades.

« Quand on emploie des pommades dans le traitement des maladies des paupières, on doit avoir soin, avant de les appliquer, d'enlever les croûtes, fixées entre les cils, sous peine de n'obtenir qu'un effet nuisible ou tout au moins nul. Rien n'est plus simple que le mode d'application ; il suffit de placer sur le bout du doigt, gros comme une tête d'épingle de la pommade, et, l'œil étant tenu fermé, de porter le médicament sur la marge ciliaire, et de l'y déposer au moyen de frictions légères pratiquées dans le sens horizontal. »

Les substances les plus employées dans les collyres sont : le nitrate d'argent, le sulfate de zinc, l'acétate de cuivre, le sulfate de cuivre, le sous-acétate de plomb liquide, l'alun (sulfate d'alumine et de potasse), le borax ou borate de soude, le sulfate d'atropine (belladone).

La pierre divine est aussi très-employée à l'état solide ou liquide pour cautériser légèrement. Ce composé s'obtient en fondant 90 gr. de chacune des substances suivantes : sulfate de cuivre, nitre et alun, et en ajoutant un peu de camphre.

Les pommades se préparent avec plusieurs des subtances déjà citées. Parmi les plus généralement employées et celles qui ont le plus de vogue dans le public, nous citerons celles de la duchesse de Montebello, de la veuve Farnier et du Régent. Toutes ces pommades doivent leur effet à l'oxyde rouge d'hydrargire (mercure).

La pommade de la duchesse de Montebello contient de l'oxyde rouge et du camphre, celle de la veuve Farnier, analysée par M. Page, pharmacien à Paris, paraît devoir contenir pour 12 grammes de principe graisseux 30 centigr. d'oxyde rouge et 80 centigr. d'alun.

La pommade du Régent est la combinaison des deux précédentes et contient l'oxyde rouge, l'alun et le camphre.

Ces diverses pommades, utiles dans certains cas, sont souvent employées inconsidérément, et nous insistons pour que leur usage ne soit adopté que sur l'ordonnance d'un médecin. Je ne parlerai ici ni des poudres, ni des autres moyens thérapeutiques relatifs aux maladies des yeux ; voulant nous renfermer essentiellement dans notre sujet, dont l'optique fait la partie principale, relativement aux maladies des yeux, nous répéterons encore ce que Réveillé-Parise a si bien dit :

« Il faut ne s'en rapporter, dans les maladies graves des yeux, qu'aux gens de l'art les plus expérimentés, et non à cette foule de médicastres qui savent tout, hors qu'ils sont ignorants. »

On ne saurait trop insister sur la vérité qui résulte de ce précepte de Réveillé Parise, et si chacun en était pénétré on ne verrait pas tant d'aveugles.

Les maladies des yeux peuvent se diviser en deux catégories : 1° Celles acquises par le manque d'hygiène; 2° celles qui viennent seules par suite d'un mauvais état général. Pour les premières, on doit les éviter et nos conseils ont été tracés dans ce but, car bien des gens se perdent la vue par leur propre faute. Tout ce qui porte atteinte à la santé en général, affaiblit l'organe visuel; la délicatesse de cet instrument précieux se trouve de suite compromise, et le mal une fois fait, il est bien difficile de le déraciner.

Comment veut-on que les yeux résistent aux veilles, aux excès des boissons alcooliques, à l'intempérance ? A coup sûr voilà la cause des amblyopies, des amauroses des cataractes. Beaucoup de personnes qui ont la fatale habitude de lire la nuit, se récrient lorsqu'on leur dit que la chose est funeste. Si elles pensaient à ce qui leur surviendra un jour, elles s'arrêteraient sur cette pente fatale.

Bien que j'avais résolu de ne plus parler des lunettes dans ce chapitre, je dois pourtant revenir sur ce sujet afin de déraciner quelques préjugés qui font grand tort à l'humanité.

Un grand nombre de personnes prétendent que l'on ne doit pas s'habituer aux lunettes, qu'elles ont vu bien des gens se perdre la vue par leur usage. Cette erreur fatale a perdu la vue d'un grand nombre, alors que la science et la logique démontrent que les lunettes seules peuvent conserver la vue, dans l'affection si connue de tous, dans la presbyopie. Pour la myopie, nous avons

spécifié ce que nous pensons des lunettes et nous renverrons au chapitre spécial.

Maintenant que bien des gens aient la vue perdue par
les lunettes, j'en demeure d'accord et je suis moi-même
effrayé du nombre de personnes que j'ai pu rencontrer
ayant la vue profondément altérée, sinon perdue par
les lunettes. — Mais que faut-il accuser ? faut-il flétrir l'immortelle invention de Salvino Armato ? non
certes. Il faut flétrir ceux qui débitant des lunettes
comme on vend des pommes, donnent à tort et à travers de mauvais produits qui altèrent la vue. Comment
feraient-ils autrement ? Ils sont ignorants et cupides.

Mais que faut-il accuser aussi, — l'indifférence du
du public ! — Puisqu'il n'y a pas de contrôle, il faut
que le public sache que c'est chose fort difficile que de
faire des lunettes, que c'est encore plus difficile de les
choisir pour telle ou telle vue — et que ceux qui savent
sont rares en toutes choses. — *Les lunettes bien faites
et choisies par un homme savant en cette matière,
constituent le seul moyen de conserver la vue dans
certaines affections. Autrement elles perdent la vue.*

Que l'on retienne cet axiome, dans notre siècle où le
progrès prétend avoir raison de tout. Cependant à l'é-
gard des lunettes, le progrès n'est qu'une belle décadence.
Un seul fait le prouvera. En 1300 quiconque aurait
voulu de mauvaises lunettes, n'aurait pu en trouver.
— Elles étaient fabriquées par de bons moines qui ap-
portaient tous leurs soins à les faire et à les choisir. —
Gens savants et consciencieux, ils étaient bien sous tous
les rapports les bienfaiteurs de l'humanité. En 1870
c'est le contraire, quiconque veut de mauvaises lunettes
mal choisies, n'a pas besoin de se donner beaucoup de
peine. Tout cela pourtant doit faire réfléchir, car généralement on tient à conserver sa vue, à conserver le
plus beau joyau du corps humain comme disait Charron.
Pour donner un exemple frappant de l'importance des

lunettes, nous citerons un seul fait, noté par le docteur Serres Uzès, dans son remarquable travail sur les phosphènes.

Une dame d'Alais avait un très-grand trouble visuel; elle se désolait, elle fut soumise à un traitement actif, mercure jusqu'au pytalisme, large séton à la nuque, noix vomique, strychnine, purgatifs, pommade de gondret, etc. Et malgré cela le mal croissait toujours. O prodige ! tout cessa par l'emploi de lunettes portant un verre myope d'un côté et presbyte de l'autre, c'était une simple myopresbyobie. Nous pourrions citer un grand nombre d'exemples semblables en faveur des lunettes, seulement il faut avoir affaire à un savant dans ce genre.

Les maladies des yeux qui proviennent d'un vice général, doivent être l'objet de la plus scrupuleuse attention. Leur traitement appartient tout entier à la médecine, et l'on peut avoir confiance aujourd'hui, car la science a des représentants célèbres. — Aussi je blâme fort les personnes qui ayant des maladies des yeux, de ne pas de suite avoir recours à l'art médical, car elles jouent leur vue, en suivant cette fausse manière de penser.

Quand on songe que chez les enfants l'ophthalmie purulente peut en deux jours perforer l'œil, si on n'y applique prompt remède ; que les conjonctivites non soignées amènent des taies de la cornée qui restent toujours, ou bien des déformations des paupières, on doit penser qu'il est utile de consulter au début de la plus petite affection visuelle.

En terminant le chapitre nous nous dirons aussi qu'il y a une foule de personnes qui ont les yeux parfaitement sains et qui par manie cherchent continuellement à se perdre la vue en faisant usage de collyres ou de prétendus remèdes débités par des charlatans. Que l'on sache donc une bonne fois que les yeux sains ne demandent d'autres soins que d'être lavés chaque matin avec de l'eau pure. — Le lavage du visage suffit aux yeux, le lavage spécial est inutile, et l'eau ne doit être additionnée d'aucun produit.

C'est en suivant tous ces préceptes que l'on arrive à *conserver sa vue*, et à éviter les charlatans.

APPENDICE

MÉMOIRE PRÉSENTÉ A L'ACADÉMIE DES SCIENCES

Le 20 Janvier 1873

ET INSÉRÉ DANS LES COMPTES RENDUS DE L'ACADÉMIE

CHAPITRE X

Nouvelles recherches sur les verres colorés.

Ayant cette année étudié de nouveau la question des verres colorés, je m'empresse ici de donner le résultat de mes observations. — Pour me rendre compte de l'effet des teintes, j'ai produit un spectre solaire, et, sur la marche des rayons décomposés, j'ai placé des lames colorées ; j'ai pu voir alors les modifications qui survenaient dans les couleurs spectrales. Voici les changements survenus :

Verre vert. — Violet pâlit, rouge devient lie de vin.

Verre bleu. — Pâlit le jaune et le rouge, laisse le violet.

Verre de teinte enfumée. — Pâlit le jaune et le rouge plus que le verre bleu.

Verre bleu noir (teinte neutre). — Pâlit le jaune et le rouge plus que tout autre verre coloré.

CONCLUSION. — Le verre vert, que l'on a préconisé pour exciter la rétine dans certaines formes d'amblyopie, donne un résultat peu concluant.

Le verre *bleu noir (teinte neutre) est le plus parfait, puisqu'il éteint le jaune et le rouge plus que les autres.*

Si l'on tient compte de la lumière modifiée et de la lumière absorbée, on pourra donc employ   :

Le bleu noir de teinte plus ou moins foncée, pour soustraire l'œil à la vive lumière (cataractes, photophobie);

Le bleu noir de teinte légère ou extra-légère, pour le travail du jour ou du soir sur les objets rapprochés (cas spéciaux).

La teinte bleue et celle enfumée deviennent inutiles.

11.

La teinte bleu-noirâtre a été indiquée pour la première fois en 1819 par l'abbé Rochon, Vincent Chevalier et Charles Chevalier.

Le verre d'urane, qui se chauffe peu, agit comme le verre vert ; il laisse dominer le vert, le rouge et le violet, couleurs très-nuisibles pour la vue.

On a préconisé aussi des verres superposés de différentes teintes, sous le nom de *verres complémentaires*, mais cela ne vaut pas la teinte neutre indiquée.

Chapitre XI

Des préjugés à l'égard des lunettes et de la vision.

Ils sont si nombreux, que l'on pourrait en former un volume ; nous en indiquerons quelques-uns :

ERREURS GÉNÉRALEMENT RÉPANDUES

1° Il faut prendre des lunettes le plus tard possible.

2° Les verres bleus adoucissent la vue.

3° Dès que la vue s'affaiblit, on croit qu'il faut des verres colorés.

4° On veut forcer à travailler des enfants dont la vue est faible (asthénopie).

5° Il faut prendre un numéro de verres pour le jour et un autre pour le soir.

6° On craint toujours d'avoir des verres trop forts, jamais trop faibles.

7° On demande des conserves. Ce mot ne signifie rien.

8° Le cristal de roche conserve la vue.

9° Il faut commencer par le premier numéro.

Toutes ces idées, répandues dans le public, sont autant de préjugés. — Nous en avons donné la raison dans le cours de cet ouvrage.

Chapitre XII

Hygiène des professions.

Blanchisseurs. — Exposés aux granulations de la conjonctive, par suite des linges qu'ils touchent, ils doivent ne jamais se toucher les yeux, et les essuyer avec un mouchoir propre. (Dr Galezowski.)

Horlogers, graveurs. — L'usage de la loupe affaiblit la vue. On fera de fréquentes lotions avec de l'eau fraîche; on travaillera le moins possible le soir. (Arthur Chevalier.)

Imprimeurs. — Se servir de lunettes en temps convenable; travailler le moins possible la nuit; à la moindre fatigue visuelle, se reposer; vivre avec tempérance; remplacer l'éclairage au gaz par les lampes à l'huile.

(A. Chevalier.)

Mécaniciens, tourneurs, forgerons. — Porter des lunettes à verres plans blancs, épais, de façon à éviter les fragments métalliques qui s'implantent dans les yeux et amènent des affections graves. Laver souvent les yeux avec de l'eau fraîche. (Arthur Chevalier.)

Mineurs, carriers. — Porter des lunettes garnies de plaque de mica, cette substance supportant les chocs des éclats de pierre. (Dr Cohn.)

Moissonneurs. — Sujets à une certaine nécrose de la cornée, par suite de l'introduction des barbes d'épi dans la cornée. Porter de grandes lunettes verres blancs ou colorés. (Dr Galezowski.)

Plomb (ouvriers qui travaillent les sels de). — Peintres en bâtiments, fondeurs de caractères, fabricants de cartes glacées, ouvrières en dentelle. — Il survient de l'intoxication saturnine, qui détermine la paralysie des nerfs oculo-moteurs communs. — Régime fortifiant; tenir les mains très propres; prendre souvent des bains sulfureux.

(Dr Galezowski.)

Sulfure de carbone. — Les ouvriers qui vulcanisent le caoutchouc sont sujets à des maladies qui entraînent la perte de la vue. — Il faut que les ouvriers refusent de travailler dans les usines où les vapeurs peuvent séjourner.

Tabac (ouvriers qui travaillent le). — La fabrication du tabac à priser amène des ophthalmies qui forcent souvent à changer de profession. (Dr GALEZOWSKI).

Tailleurs, couturières. — Fréquence d'asthénopie. — Il faudrait interdire le travail du soir. — Lavages fréquents des yeux avec de l'eau fraîche. (Arthur CHEVALIER.)

Verriers, fondeurs. — Utilité de lunettes à verres colorés très-larges, avec montures éloignant les verres des yeux pour éviter l'échauffement de ces derniers.

(Arthur CHEVALIER.)

CHAPITRE XIII

Des Collyres, etc.

Nous indiquerons ici quelques formules employées généralement :

Collyres liquides.

Ce sont les plus employés, car on fait rarement usage des collyres en poudre. Les collyres s'emploient soit en lotions, mais plus souvent en instillations. Ce dernier moyen consiste à abaisser la paupière inférieure et à laisser tomber dans l'œil des gouttes de la solution. Le mieux est de se servir d'un compte-gouttes. Certains collyres s'emploient aussi en frictions et sous forme d'évaporation.

Sous-acétate de plomb liquide.......... 50 centig.
Eau distillée.. 100 gr.
Teinture d'arnica........... 1

Galezowski. Pour les ecchymoses, par contusion des paupières. Verser de ce collyre sur des compresses imbibées d'eau glacée.

Collyre de thé.

Infusion de thé noir.

Bassiner les yeux plusieurs fois dans la journée, très-utile pour la fatigue visuelle dans l'asthénopie, dans la fatigue des paupières et la lassitude oculaire.

Eau distillée.. 20 gr.
Sulfate de zinc. 5 centi.
Instiller une goutte dans l'œil une ou deux fois par jour.
Conjonctivites.

Eau de roses.... 125 gr.
Eau de plantain.. 125
Sulfate d'alumin. 1
Acétate de plomb. 5 cent.
Eau de la duchesse de Lamballe.
Bassiner les yeux.
Conjonctivites.

Pommades.

S'emploient en très-petite quantité sur le bord libre des paupières, ou en quantité un peu plus grande, si on doit laisser pénétrer la pommade de façon à agir sur le globe oculaire.

Pommade antiophthalmique dite Saint-André de Bordeaux.

(Analogue à la pommade Farnier).

Acétate de plomb cristallisé........	5 gr.	20
Chl. d'ammoniaque.................	»	60
Tuthie .... ·	»	30
Oxyde rouge de mercure..........	5	20
Beurre lavé à l'eau de roses........	30	»

POMMADE DE L'HÔTEL-DIEU DE LYON.

Précipité rouge....................	1
Pommade rosat.................. .	15

Ces deux formules s'emploient contre la Blépharite.

Liniments.

Ce sont des sortes de collyres qui s'emploient en frictions.

Alcoolat de lavande. 100 gr.
Essence de térében-
thine.............. 1
Galezowski. Frictionner trois fois par jour les paupières et les tempes, dans le cas de chute des paupières.

Cataplasmes.

Les cataplasmes employés sont ceux de mie de pain et de lait, ou de pommes cuites.

Douches oculaires.

Se font avec de l'eau froide ou tiède et à l'aide d'appareils spéciaux. Elles sont utiles dans certains cas d'atonie.

Nous terminerons ici cette petite nomenclature, qui donnera une idée des remèdes employés dans les maladies des yeux.

TABLE DES MATIÈRES

Avertissement.. **I**

   I. — L'œil. — La vision....................... **1**

  II. — Des maladies de l'organe visuel. — Des moyens d'y remédier................. 43

  III. — La presbytie ou vue longue............. 60

  IV. — La myopie ou vue courte................ 77

  V. — De l'astigmatisme, de l'asthénopie, de l'amblyopie, de la cataracte, etc 89

  VI. — Des lunettes. — Leur construction. — Leur emploi. — Des verres colorés. — Historique................................. 103

  VII. — Des verres colorés et de leurs usages 127

 VIII. — Des numéros des verres et des montures... 135

  IX. — L'art de conserver la vue................. 151

   X. — Recherches sur les verres colorés......... 177

  XI. — Des préjugés 178

  XII. — Hygiène des professions................. 179

 XIII. — Des collyres.......................... 180

CATALOGUE
DES
LUNETTES

qui se trouvent chez
Le Docteur ARTHUR CHEVALIER
PALAIS-ROYAL (1)

—

LUNETTES
MONTURES RONDES OU OVALES
Avec verres en glace de 1er choix.

Etuis en peau. Simples branches (fig. 77), ou branches doubles (fig. 78).

ACIER A K OU X

1. **Montures** moyennes, en acier. La paire...   6 »
2. **Montures** moyennes, en acier trempé, branches plates........................   8 »
3. **Montures** légères, en acier trempé, branches plates........................   9 »
4. **Montures** légères, en acier trempé, branches à boules........................   10 »
5. **Montures** très-légères, en acier trempé, branches plates........................   11 »
6. **Montures** extra-légères, en acier trempé, branches plates (verres ajustés à rainures)........................   15 »
7. **Montures** à très-grands verres, dits de chasse........................   15 »

DIVERSES

8. **Montures** en argent, la paire, à simples branches, 12 fr.; à doubles branches...   15 »
9. **Montures** en argent doré, la paire, à simples branches, 18 fr.; à doubles branches.   21 »
10. **Montures** en écaille, ou écaille branches d'argent, à simples branches. 12 fr.; à doubles branches........................   15 »
11. **Montures** en buffle, à simples branches, 9 fr.; à doubles branches............   12 »
12. **Montures** en or, depuis 50 fr. jusqu'à....   100 »

Nota. — Si l'on désire changer la qualité des verres, on fera la différence du prix.

(1) Il est important de savoir que l'ancienne Maison Chevalier, de père en fils, depuis un siècle, n'existe qu'au Palais-Royal.

VERRES DE LUNETTES

Verres en glace de 1er choix, convexes ou concaves isocèles (fig. 63 et 64).

    La paire, du n° 80 au n° 5.......... 3 »

    —   du n° 4 1/2 au n° 3........ 4 »

    —   n°⁵ 2 1/2 et 2............. 5 »

    —   n° 1.................... 6 »

Verres en glace ou crown-glass ordinaire, comme ci-dessus, mais périscopiques (fig. 65 et 66). Ces verres coûtent 1 fr. de plus.

Verres en crown-glass pur, limpide et incolore, travaillés isolément, et polis au papier, convexes ou concaves isocèles (courbures égales) (fig. 63 et 64).

    La paire, du n° 80 au n° 5.......... 8 »

    —   du n° 4 1/2 au n° 3.......... 9 »

    —   n°⁵ 2 1/2 et 2............. 10 »

Verres en crown-glass pur, comme ci-dessus, mais périscopiques (courbures inégales) (fig. 65 et 66). Ces verres se payent 1 fr. de plus que ceux ci-dessus désignés.

Pour les verres et lunettes de diverses formes et les instruments d'optique, voir le Catalogue spécial, illustré par 115 figures. Prix, 0,50 c. Gratis pour MM. les médecins et pharmaciens.

9 782329 120621